高等学校基础医学实验系列教材

基础医学实验：基本实验操作

主　编　何春燕　武军驻　赵　旻

副主编　刘　俊　李　柯　曹　佳

参　编　（以姓氏笔画为序）

万曙霞　王　辉　李小明　张叶敏

张百芳　杜　芬　张　郦　张澄宇

赵　熠　喻　红　彭芳芳

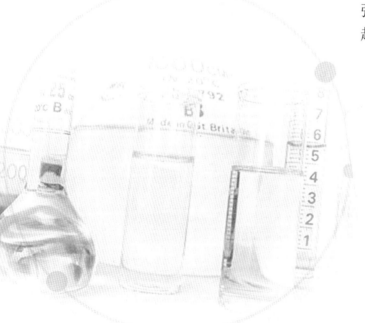

U0249994

WUHAN UNIVERSITY PRESS

武汉大学出版社

图书在版编目(CIP)数据

基础医学实验:基本实验操作/何春燕,武军驻,赵旻主编.—武汉:武汉大学出版社,2023.7

高等学校基础医学实验系列教材

ISBN 978-7-307-23732-2

Ⅰ.基…　Ⅱ.①何…　②武…　③赵…　Ⅲ.基础医学—实验—高等学校—教材　Ⅳ.R3-33

中国国家版本馆 CIP 数据核字(2023)第 069614 号

责任编辑:胡　艳　　责任校对:汪欣怡　　版式设计:韩闻锦

出版发行:**武汉大学出版社**　(430072　武昌　珞珈山)

(电子邮箱:cbs22@whu.edu.cn 网址:www.wdp.com.cn)

印刷:湖北金海印务有限公司

开本:787×1092　1/16　印张:12.25　字数:290 千字　插页:1

版次:2023 年 7 月第 1 版　　2023 年 7 月第 1 次印刷

ISBN 978-7-307-23732-2　　定价:38.00 元

前　　言

为适应现代化医学新型实验教学的需要和培养具有"三创"能力的医学本科人才的要求，2015年，武汉大学基础医学院开始"基于创新人才培养的基础医学实验教学中心建设及教学体系改革"。经过5年多教学实践，边论证边改革，边改革边实践，在加强实验教学硬件设施的建设、改善实验教学办学条件的同时，全面更新实验教学理念，构建立体式实验教学模式，大力开展综合性、探索性和创新性实验。

"基础医学实验"教材共有4本，分别为《基础医学实验：基本实验操作》《基础医学实验：正常生命现象的观察》《基础医学实验：疾病现象的观察》及《基础医学实验：生命与病原相互作用的观察》，基于"基础与科研结合、素质与知识融合"的教学理念，按照建设国家级一流本科专业和课程的要求，助力武汉大学基础医学"强基计划"，加强基础医学实验教学课程的建设。教材内容着重培养学生的医学素质和科研探索能力。创新之处在于，打破传统学科界限，整合医学各专业的实验知识和实验技术，突出探索性和启发性，注重培养学生发现和解决复杂问题的综合能力。为学生学习基础医学各学科提供实践教学辅助，帮助学生理解知识点；培养学生熟练掌握基础医学基本实验技术，为推进学生自主设计和实施综合实验、提前进入PI实验室从事科学研究、开展大学生创新计划的实践等打好扎实的实验基础。

《基础医学实验：基本实验操作》是整合形成的新教材之一，该教材有机地整合了机能学、形态学、生物化学和分子生物学相关基础实验技术，旨在为学生后续熟练应用基础医学最基本的实验技术，开展综合及开放实验学习打好基础。内容包括动物、细胞和分子三个层面，全书分为实验室安全(赵旻)、生物化学与分子生物学基本实验技术(何春燕、武军驻、杜芬、彭芳芳、喻红、张百芳、曹佳、张澄宇、赵熠、李小明)，医学动物实验基本操作技术(李柯、万曙霞、张叶敏、张郦)，细胞形态学基本实验技术及微生物学基本实验技术(刘俊、王辉)等五部分。

本教材是武汉大学基础医学专业实验教学课程(必修课)的配套用书，是为建设国家级一流本科专业和课程、建设新型基础医学实验创新课程所做的探索与实践。本教材也适用于其他各学制临床医学专业、口腔及预防等相关专业的实验教学。本教材的启动与编写得益于武汉大学本科生院、武汉大学设备与实验室管理处、武汉大学医学部、武汉大学基础医学院的大力支持，在此表示诚挚的感谢！

由于编者水平所限，书中难免有错误和遗漏之处，恳请各位专家和读者批评指正。

编　者

2023年6月

目　　录

第一部分　实验室安全与管理

医学实验室是开展医学研究，进行与疾病的诊断、预防和治疗相关的，涉及人体健康的各种指标检测和分析的实验场所。从医学教学的角度，医学实验室也是进行医学实验教学和科学研究活动的重要场所。在生命科学的研究和教学领域，医学实验室也同样具有重要的应用作用。医学教学实验室在建设时应做到：①满足消防安全要求，如保障消防通道达标并畅通，配备灭火器、土砂等；②满足教学活动的要求，如国家规定每个学生的实验活动面积为$2m^2$，并配备相应的仪器设备和教学资源；③满足正常运营和必要的维护，如仪器维护、水电安全、生物安全、废弃物处理等。

实验室管理（laboratory management）是应用现代管理学的理论和方法，研究实验室运行中的各种活动的基本规律，通过科学的管理完成实验室的基本职能，并实现实验室的最大效益。实验室安全管理（laboratory safety management）是实验室管理中的重要分支学科，是实现实验室安全所进行的决策、计划、组织和控制等实验室活动的总称。实验室安全管理的目的在于运用现代的实验管理理论和技术方法，分析研判实验室存在的各种不安全因素，从而在安全意识、组织形式和技术规范上，采取有力措施消除安全隐患，防止各类实验安全事故的发生，从根本上保障实验室工作人员的人身安全、仪器设备的财产安全、实验室及其周边的环境和生物安全。忽视实验室安全管理，或实验室安全管理制度不健全，工作人员安全意识薄弱，很可能导致实验室各类事故的发生，导致实验场所和器械的财产损失，甚至造成实验室火灾、爆炸等涉及生命安全的重大安全事故。因此，实验室安全管理是实验室管理活动中最为重要的内容和环节。实验室安全管理的主要内容包括以下几方面：

1. 实验室安全制度的建设

在进行实验室安全管理过程中，做到有章可循、有法可依，应根据国家的法律制度、技术和操作规范，制定适合医学实验室实际情况的规章制度，例如《实验室安全管理规则》《实验室化学试剂使用管理制度》《实验室生物安全管理制度》等。这些也是医学实验室所必须遵守的规章制度。

2. 医学实验室生物安全管理

医学实验室特别需要注重生物安全的管理。医学实验常使用各类生物材料，包括病原微生物（细菌、病毒）、人体样本和生物检材，对人体具有潜在的生物安全危害。实验人员应强化实验操作的安全规范和安全意识的培养。同时，实验室应建立并遵守相应的加强生物安全管理的规章制度，包括《实验室生物安全通用要求》《病原微生物实验室生物安全管理条例》等，严格操作规范和流程，杜绝生物安全事故的发生。

3. 医学实验室废弃物的处理

实验室废弃物种类繁多，尤其是医学实验室，会产生大量的医疗和生物废弃物。实验废弃物含有大量有毒有害的物质，会对人体造成严重损害，对周边环境造成严重污染。因此，实验室应事先对其进行无害化处理，按照规程进行包装，标注废弃物的名称、性质和数量等信息，由实验室暂时进行封存于安全位置，最后由专业机构统一收取，并进行无害化处理。

4. 实验室常用物品的管理

实验室内的各类化学及生物试剂、实验仪器设备等实验室物品的存放以及水电气的使用，要符合实验室安全管理要求。特别是实验室剧毒品、易燃易爆试剂应严格执行双人管理、分类存放的规定；高压气体钢瓶应符合气瓶安全管理规定，专用地点分类存放并有效固定，定期进行安全检查；实验室还应该严格执行电离辐射防护安全管理要求，防止电离辐射对人体和环境可能造成的危害。

5. 实验室意外事故的处理

在发生实验室火灾、爆炸、危化品泄露和生物安全事故(例如毒种或菌种丢失)等意外事故时，应按照应急预案采取相应处置措施，减少事故造成的人员伤亡和财产损失。

总之，医学实验室首要的任务和要求就是有效保护实验室工作人员的人身安全，避免医学实验室安全事故的发生。在进行充分风险评估的基础上，实验室安全管理的重点是建立并严格遵守实验室安全管理制度，包括实验室生物安全管理制度、医学废弃物的处理办法等；同时还应注重实验室人员的安全教育，强化实验室人员的安全意识，定期开展各类实验室安全防护知识和实验室事故应急处置能力的培训。在日常实验室工作中，应配备必要的安全设备和个人防护用品。

综上所述，注重实验室安全管理，提高实验室安全防护意识，完善实验室安全防护措施，营造安全有效的实验室管理和运行环境和机制，是实验室安全管理的重要内容。

第1章　医学实验室安全基础知识

实验室安全是实验室正常运行和实验正常实施的重要前提条件。严格执行实验室安全管理，不仅是实验室人员人身安全的保障，也是实验室财产、环境安全的重要保证。在医学实验室进行相关实验过程中，实验人员不可避免地要接触和使用各类危险物质，包括各种有毒有害的危险化学试剂及药品、放射性物质，以及涉及潜在生物安全的各类致病病原体和人体样本等；有些医学实验需要在高温、高压或强磁、微波、辐射等特殊条件下进行；有的要使用燃气以及氧气、二氧化碳等压缩气体。在实验过程中忽视安全管理制度，就有可能引起中毒、切割伤、火灾、爆炸、触电、放射性伤害、污染环境等危害，造成人身伤亡或财产损失等安全事故。因此，全面系统地掌握实验室安全管理基础知识，是实验室安全管理的前提和基础，有助于实验人员培养安全意识，了解各类切实可行的防护措施，最终减少并杜绝医学实验室安全事故的发生。

1.1　实验室安全规则

各级医学实验室应该依据国家法律法规和行业技术标准，根据所涉及的教学、科研内容，科学制定相应的实验室安全规章制度和安全操作规范。实验室安全规章制度应包括《实验室安全管理规则》《实验室物品管理规定》《实验室生物安全管理制度》等。具体内容上，实验室安全规章制度应明确指出实验室人员在进入、使用实验室和结束实验后应该遵守的注意事项。例如，进入实验室必须穿工作服；保持实验室的安静、整洁，严禁饮食；不得随意丢弃、排放实验废弃物(液)，应集中收集并进行无害化处理；实验完毕后，整理好实验室，关好仪器设备和水、电、门、窗。实验室管理人员的职责也应在规章制度中明确规定。学生进入医学教学实验室应遵守的安全规则参见附录一。

安全操作规范主要包括以下几个方面：

(1)安全管理制度。针对安全管理的目标、范围和内容，制定具体的标准操作程序。

(2)安全操作规程。对所涉及的具有危险性或在最小风险条件下开展实验的详细指导书。

(3)安全培训。主要是针对涉及消防、危化品、放射安全、生物安全和传染预防等方面的培训。

1.2　医学实验室用电安全

实验室用电安全是指在实验用电过程中保障实验人员人身安全和仪器设备安全。具体要求如下：

（1）使用仪器设备时，应先检查电源开关、电机和设备各部分是否完好。如有故障，应先排除，方可接通电源。使用电子仪器设备时，应先了解其性能，按操作规程操作，若电器设备发生过热现象或有糊焦味，应立即切断电源。

（2）实验人员较长时间离开房间或电源中断时，要切断电源开关，尤其是要注意关闭加热电器设备的电源开关。

（3）实验室内不应有裸露的电线头；注意保持电线和电器设备的干燥，防止线路和设备受潮漏电。

（4）没有掌握电器安全操作的人员不得擅自变动电器设施，随意拆修电器设备。电源或电器设备的保险烧断时，应先查明烧断原因，排除故障后，再按原负荷选用适宜的保险丝进行更换。

（5）如果有人触电时，应立即切断电源或用绝缘物体将电线与人体分离后，再实施抢救。如遇电线起火，切勿用水或导电的酸碱泡沫灭火器灭火，应切断电源，用沙或二氧化碳灭火器灭火。

（6）警惕实验过程中产生的静电，会影响大型精密仪器的用电安全，以及产生静电电击的危害，尤其是在使用可能构成爆炸混合物的可燃性气体时，静电可能导致燃烧爆炸。减少静电的产生，采用导出或防止静电放电的措施，是防止静电危害的主要途径。

1.3　医学实验室常用试剂的管理和使用

在实验室进行医学实验时，实验人员将接触各类化学、生物试剂。很多化学试剂具有较强毒性和腐蚀性，对人体会产生很大危害；而且生物试剂也会产生潜在的生物安全危害。因此，实验室各类试剂的使用和保管需要按照相应的安全管理制度和规范进行，否则对人身和周边环境产生危害。掌握不同种类化学试剂的性质和特点，加强实验室化学试剂的安全使用管理，是实验室管理的首要工作。以下就医学实验室中常用的化学试剂的存放管理与使用进行详细介绍，生物试剂的安全管理在下一节中叙述。

1.3.1　不同化学试剂的安全管理

1. 有毒化学试剂

在医学实验室中，常用的有毒化学试剂包括氰化物、三氧化二砷、叠氮钠、溴化乙啶等。按照毒性强弱的不同，可以分为剧毒、高度、中毒、低毒和微毒五个等级。有毒化学试剂应存放于专用保管柜中，并置于阴凉、干燥和通风的环境中，与其他易燃易爆、酸碱和氧化剂等试剂分开储存。我国实行于 2011 年修订的《危险化学品安全管理条例》规定，对剧毒类化学试剂实行双人收发和保管制度。在使用时，需要按照规定办理领取手续。实验用麻醉品、药品，应由各实验室申请购买并统一收存保管，按量领取使用，并做好出入记录。

2. 腐蚀性试剂

腐蚀性试剂主要是指具有腐蚀作用导致人体和物品受到损坏的试剂。实验室常用的腐蚀性试剂主要包括各种酸(硫酸、盐酸、磷酸、硝酸等)、碱(氢氧化钠、氢氧化钾等)。此类化学试剂应存放于耐腐蚀材料容器中,存放于阴凉干燥通风处,并分开存放;同时,应与氧化剂、易燃易爆试剂分开存储,并做好避光、防潮、防冻和防热措施。

3. 强氧化性试剂

强氧化性试剂主要包括过氧化氢、高氯酸、高锰酸盐等试剂。此类试剂具有强氧化作用,也应存放于阴凉干燥通风处,并与可燃、易燃爆和还原剂分开存放。

4. 易燃易爆试剂

此类试剂具有易燃烧和爆炸的特性,包括各种醇类(甲醇、乙醇等)以及乙醚等。此类试剂应存放于通风良好、阴凉干燥的通风橱中,并标注易燃易爆等警示标志。同时,应配备相应的灭火和报警装置。

1.3.2 常用化学试剂的使用规范

1. 掌握并熟悉常用化学试剂的理化性能

对于实验室常用的各种试剂,应对其主要的理化性能,包括溶解性、毒性、酸碱强弱、熔沸点等,有较全面的认识。

2. 取用试剂注意事项

必须使用合适的药勺和量器取用试剂;取用试剂后应立刻盖好瓶盖(塞),防止试剂污染变质;按需取用,以免浪费试剂,已经取出的试剂不可倒回原容器;瓶盖不可随意放置,不可污损试剂的标签。取用腐蚀性试剂时,尽可能戴上防护手套和眼镜。取用易燃易爆试剂时,实验人员应采取必要的防护措施,包括戴防护眼镜等。

3. 有毒试剂的取用

取用有毒试剂时,应严格遵守操作规程,采取必要的防护措施,避免意外事故发生。一般来说,取用有毒试剂在通风橱内进行;取用完毕后及时清洗手、脸部,保持实验室清洁,并将有毒废弃物集中收集到指定容器中统一处理。

1.4 实验室常用设备的安全使用管理

本节将对医学实验室通用设备的安全使用管理进行说明。涉及各医学专业专用的仪器设备将在相应的章节中详细描述。

1.4.1　高压灭菌器的安全使用

在医学实验室经常使用高压蒸汽灭菌器对物品进行消毒灭菌处理。此类设备采用高温高压的饱和蒸汽，在使用时，必须按照操作规程进行，否则容易发生爆炸和烫伤等意外事故。在使用高压灭菌的过程中，应遵循以下几点原则和规范：

（1）在开始启用灭菌器前，应该仔细检查高压容器工作状态是否完好，特别注意安全阀性能是否完好，容器内水位是否充足等；

（2）在灭菌容器内摆放物品不应过多，物品间应留有适当的空隙；严禁物品堵塞安全阀气孔；

（3）严禁采用高压灭菌器对可燃及易燃易爆，以及腐蚀性试剂等进行消毒，以免发生爆炸和腐蚀等情况；

（4）灭菌结束后，在温度下降至安全范围内，并且容器内压力已归零后才能打开压力容器。

（5）保持容器内外清洁。如果消毒过程中有含盐溶液溢漏，应在灭菌结束后及时清理。另外，此类高压容器应补用蒸馏水。

1.4.2　高压气体钢瓶的安全使用

在医学实验室常使用高压气瓶提供各类实验用气体，包括氧气、二氧化碳等。由于此类钢瓶属于高压容器，在搬运过程中受热、振动时，会有爆炸风险，因此，在使用时必须严格遵守安全使用规程，防止意外事故的发生。应注意以下事项：

（1）实验室各种气体钢瓶应该做好标记，分类分处存放。

（2）室内存放钢瓶数量不宜过多，钢瓶应可靠地固定在支架上，以免倾倒，发生意外事故。

（3）使用钢瓶时必须加装减压阀，以降低压力，并保持压力平稳释放。

（4）开启钢瓶时，操作者应站在气瓶出口侧边，轻缓操作开启钢瓶。使用完毕后，应首先关闭气瓶总阀。

（5）各类钢瓶必须定期进行技术检测。通常一般气体钢瓶每 3 年检验一次。

第2章　实验室生物安全管理

生物安全（biosafety）是指由于生物性的传染媒介以及现代生物技术开发和应用，对生态环境和人体健康造成的潜在威胁，所采取的一系列有效预防和控制措施。目前生物安全主要涉及三个方面：①专指涉及医学病原微生物的实验室安全管理问题；②生物技术及其产品对健康和环境所造成的危害；③特指转基因技术所带来的环境和生物多样性的危害。尤其是在进行医学实验过程中，工作人员会接触或者使用各种病原微生物，包括细菌、病毒、真菌和寄生虫等致病因子，如果实验过程中发生锐器切刺伤、气溶胶吸入、动物抓咬伤、感染性材料污染等意外情况，甚至对生物废弃物未进行安全处理等情况，在缺乏必要的防护措施条件下，很可能导致实验室工作人员发生感染或环境污染等严重后果。

为加强病原微生物实验室生物安全管理，保护实验室工作人员和公众的健康，我国相继制定颁布了一系列法律法规，对指导实验室生物安全管理，减少并杜绝实验室生物安全事故的发生提供了有力的法律保障。其中，2004年11月国务院颁布了《病原微生物实验室生物安全管理条例》，这是我国第一个具有法律效力的病原微生物生物安全方面的法规，于2016年第一次修订，于2018年第二次修订。《中华人民共和国生物安全法》由中华人民共和国第十三届全国人民代表大会常务委员会第二十二次会议于2020年10月17日通过，自2021年4月15日起施行。

综上所述，掌握必要的生物安全及防护管理的知识，熟悉相关的法律法规，有助于提高实验安全防护意识，加强实验室和个人防护措施和装备建设，从而有效避免实验室生物安全事故的发生。

2.1　实验室生物安全风险评估

实验室生物安全风险评估主要针对实验室管理和组织体系、危险因素暴露、实验室安全措施、实验室人员的操作技能、个体防护、意外事故预案和应急反应等各个方面进行，以减少或避免实验室生物安全事故的发生。本节主要介绍生物安全风险评估中所涉及的生物危害程度的分级管理问题。

根据《病原微生物实验室生物安全管理条例》第一章第二条规定，病原微生物是指能够使人或者动物致病的微生物。根据病原微生物的传染性、感染后对个体或者群体的危害程度，我国将病原微生物分为四类，其中第一类、第二类病原微生物统称为高致病性病原微生物。

第一类病原微生物是指能够引起人类或者动物非常严重疾病的微生物，以及我国尚未发现或者已经宣布消灭的微生物，例如天花病毒、黄热病病毒等。

第二类病原微生物是指能够引起人类或者动物严重疾病，比较容易直接或者间接在人与人、动物与人、动物与动物间传播的微生物，例如人类免疫缺陷病毒（HIV）、重症急性呼吸综合征（SARs）病毒等。

第三类病原微生物是指能够引起人类或者动物疾病，但一般情况下对人、动物或者环境不构成严重危害，传播风险有限，实验室感染后很少引起严重疾病，并且具备有效治疗和预防措施的微生物，例如麻疹病毒、风疹病毒等。

第四类病原微生物是指在通常情况下不会引起人类或者动物疾病的微生物。

另外，WHO依据生物因子的传染性、致病性、预防与治疗的有效性，将生物因子危害等级由低到高分为Ⅰ~Ⅳ级，此分级方式和各级对应的危害程度正好与《病原微生物实验室生物安全管理条例》中病原微生物分级排序相反。

生物危害Ⅰ级：不会导致健康成人和动物致病的生物因子，对于个体和群体危害处于较低水平。一般而言，这些微生物是机会性病原体，因而存在着在青少年、老年及免疫缺陷或免疫受抑的个体中传播的可能性。通常第Ⅰ级生物危险等级在基础生物教学、基础微生物技术工作室等场所存在。

生物危害Ⅱ级：病原体能够引起疾病，但是通常不会导致严重损害，具备有效治疗和预防措施，传播风险有限。对个体具有中等危害，对群体危害有限。与这些病原体接触的人员面临偶然性自动接种、空气的吸入以及皮肤或黏膜暴露于传染性物质的危险。当病源形成大量气溶胶时，会增加人员感染的危险。通常第Ⅱ级生物危险等级在初级生物学诊断、基础医学研究中存在，需要张贴生物安全危险标志。目前国际上对生物危害均设有专门的警示标示，以避免实验室人员受到病原微生物的污染和危害。生物危险标识（Biohazard Symbol）由鲜艳的黄色和黑色组成，便于识别和记忆。如图1-1所示。

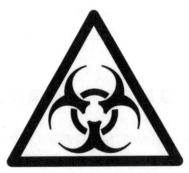

图1-1　生物危险标识

生物危害第Ⅲ级：能够引起人或动物严重疾病的生物因子。病原体通常不会因为偶然接触而引起个体间传播，对病原体具有有效的预防和治疗方法，对个体危害较高，对群体危害较低。此类病原体在实验室中一般会通过气溶胶传播，存在偶然性自动接种和空气吸入的危险。通常第Ⅲ级生物危险等级在特殊的医学研究、生物学研究中存在，需要装配特殊防护衣、定向气流疏通器、生物安全柜等特殊研究装置，以防止生物感染。

生物危害第Ⅳ级：容易引起人或动物严重疾病的生物因子。病原体可以在人与人、人与动物或动物与动物之间直接或间接传播，无有效疫苗预防和治疗方法，对个体和群体均具有高度危害型。由于此类病原体会造成人员感染的高风险，因此需要装备更多更严密的防护设备和隔离设备。需要在实验室、研究所中加上气压密闭门、淋浴出口及医学废弃物的特殊处理设备，并且需要装备二级或三级生物安全柜，以及双门高压蒸汽灭菌器，研究人员需要身着完全密封性防护衣、空气过滤防毒面具等高安全系数防护设备。

2.2　实验室生物安全防护

实验室生物安全防护措施对应于病原微生物危害程度和生物因子危害程度。根据《病原微生物实验室生物安全管理条例》第三章规定，国家根据实验室对病原微生物的生物安全防护水平，并依照实验室生物安全国家标准的规定，必须在具备相应的生物安全防护等级(bio-safety level，BSL)的实验室中，才能从事体外操作的实验研究工作。按照生物因子危害等级 I-IV 级的要求，将实验室分为 BSL 1~4 级。对实验人员、实验室乃至环境保护的要求等方面，BSL 1~4 级实验室均有详细的规格和要求，以适应科研、教学、临床诊断等的需要。其中，一级防护水平最低，四级防护水平最高。一级、二级实验室不得从事高致病性病原微生物实验活动。三级、四级实验室可以从事高致病性病原微生物实验活动。

(1)BSL-1 级实验室：适用于操作生物危害 I 级的病原微生物，即在通常情况下不会引起人类或者动物疾病的微生物。

(2)BSL-2 级实验室：适用于操作生物危害 II 级的病原微生物，即能够引起人类或者动物疾病，但一般情况下对人、动物或者环境不构成严重危害，传播风险有限，实验室感染后很少引起严重疾病，并且具备有效治疗和预防措施的微生物。实验室需标示生物危害标志。

(3)BSL-3 级实验室防护要求：适用于操作生物危害 III 级的病原微生物，还包括具有高度气溶胶扩散危险的生物危害 II 级微生物，即能够引起人类或者动物严重疾病，比较容易直接或者间接在人与人、动物与人、动物与动物间传播的微生物。

(4)BSL-4 级实验室防护要求：适用于操作生物危害 IV 级的病原微生物，即能够导致人类或者动物非常严重疾病的微生物。BSL-4 级实验室由国家或卫生主管部门管理。

2.3　生物安全设备和个人防护

2.3.1　生物安全柜

生物安全柜(biological safety cabinet，BSC)是在实验室操作具有感染性的实验材料，包括各种菌株、病毒、培养物、生物样本等时，用以保护操作人员、实验材料和实验室环境的实验设备。使用生物安全柜可减少气溶胶扩散或其他风险因子暴露所造成的实验室污染或实验样本之间的交叉污染，保护实验人员和实验室环境的安全。生物安全柜通过风机运转，将柜内空气向外排放，柜内形成局部负压状态，外界的新鲜空气从操作口吸入，并在操作口形成气幕，负压和气幕共同阻挡柜内气溶胶外逸。同时，经过安全柜高效空气过滤器(HEPA)除菌过滤后的空气送至操作台面，操作面的污染空气经排风过滤后排出柜外，从而保证柜外的人员和环境安全。

不同等级的生物安全防护实验室需要使用不同级别的生物安全柜，在使用生物安全柜时，对设备安装的实验环境、操作人员的规范、柜内物品的摆放、消毒和个人防护等均有严格要求和技术规范。同时，在使用一段时间后，还需要对生物安全柜进行维护效验，包括对安全柜的完整性、HEPA 的性能、柜内气流的速度和换气次数、报警系统、电机运行、消毒和噪声管理等进行检验评估。

2.3.2　个人防护

在生物安全实验室进行医学实验时，应根据实验的风险评估等级制定相应的防护措施，并采用相应的个人防护设备，具体如下：

(1)实验工作服。在进行实验过程中必须穿工作服，用以防止污染。根据实验要求，还应穿戴隔离衣或连体衣。所有工作服不得穿离实验室，随时就近清洗消毒备用。

(2)护目镜和面罩。为了避免实验材料和样品飞溅对眼睛和面部造成危害，需佩戴护目镜和面罩。护目镜和面罩不得带离实验室。

(3)口罩和防毒面具。为了防止吸入有害的生物性、化学和放射性物质形成的气溶胶，需佩戴口罩和防毒面具。口罩和防毒面具不得带离实验室。

(4)手套。在实验过程中可以选用合适型号的手套，以防止生物、化学、辐射污染，防止实验材料和标本的污染，也可以用以防护切割和刺伤，以及实验动物的抓咬。手套用完后，应消毒脱除后，按照废弃物处理规范，统一安全处理，不可随意丢弃。

第3章　实验室废弃物管理

实验室废弃物是指实验室在完成教学与科研实验过程中产生的气态、液态物质和固态/半固态物质(废气、废液、废固),还包括实验用有毒物品(麻醉品、药品)残留物、放射性废弃物和实验动物尸体及器官等。实验室废弃物种类繁多,成分及形态复杂,多有毒有害,具有腐蚀性,有些废弃物具有易燃和易爆性;生物类废弃物还具有感染性。因此,处理工作十分繁重,困难很大。严格科学地处理废弃物是实验室安全运行的重要保障,也是保护环境、保障工作人员健康和安全的重要措施,必须引起所有实验者及管理者的高度重视。

3.1　医学实验废弃物的处理原则

根据《中华人民共和国环境保护法》《中华人民共和国固体废弃物污染环境防治法》《危险化学品安全管理条例》《医疗废物管理条例》和《医疗卫生机构医疗废物管理办法》等有关法律法规的要求,对医学实验室废弃物的处理要遵循以下原则:将操作、收集、运输、处理及处置废物的危险减至最小;将其对环境的有害作用减至最小;只可使用被承认的技术和方法处理和处置危险废物;排放符合国家规定和标准的要求。在实验室进行的科研实验,要求实验者尽量利用科学手段确保实验过程和终端均有利于实验者的学习、研究和身心健康,使环境少受或不受污染。在实验项目的选择上,应充分考虑试剂和产物的毒性及整个过程中所产生的三废(废液、废气、废渣)对环境的污染情况。尽量排除或减少对环境污染大、毒性大、危险大、三废处理困难的实验项目,应选择低毒、污染小且后处理容易的实验项目。对排放的废弃物,应根据其特点,做到分类收集、安全存放、详细记录、集中处理。

在实验室管理体系建设上,实验室应该建立环境(environment)、安全(safety)和健康(health)三位一体的管理体系——ESH 管理体系,以保证安全、有效地处理实验废弃物。例如,所有试剂和反应液不能随意丢弃和倒入水槽,必须分类倒入统一的酸、碱、有机溶剂回收试剂桶内,并在记录本上做好相应记录;易燃易爆、强腐蚀性、精神类药品、放射性药品、剧毒类药品必须统一保管和发放等。各实验室必须指定专人负责收集、存放、监督、检查有害、有毒废弃物的管理工作;废液、废固收集桶的存放地点必须张贴危险警告牌、告示。通过采用以上措施,最终实现减少废弃物的排量、减少污染,构建安全的实验室和实验环境。

3.2　实验废弃物的分类

根据来源和性质不同，实验室废弃物可分为实验室危险废弃物和实验室一般废弃物。实验室危险废弃物是指具有腐蚀性、毒性、易燃性、反应性或者感染性等危害性或者具有潜在危害性的，可能对环境或者人体健康造成有害影响，需要按照危险废弃物进行管理的实验室废弃物及污染物。实验室一般废弃物是指未涉及上述情况的实验室废弃物。因此，制定统一的废弃物分类标准是实验室废弃物管理的中心环节，决定了废弃物的收集和处理的规范和流程。在具体实施过程中，实验室废弃物按废弃物理化性质、主要成分、污染程度的不同，可分为化学废弃物、生物废弃物、放射性废弃物和实验器械废弃物等。

3.2.1　化学废弃物

化学废弃物是指含有化学试剂或被其污染的实验室废弃物，按照形态的不同，可分为废液、废气、固体化学废弃物三类。

（1）废液。化学性实验废液来源主要有实验的样品及样品分析残液、反应液、洗涤废水等。化学废液通常含有各种酸碱溶液、重金属离子，以及各种有机试剂。洗涤废液则主要来源于仪器清洗用水、实验室的清洁用水等。如果不能对这些废液进行妥善的处理，将对周围的环境和人体健康产生危害。

（2）废气。主要包括在实验中由化学反应产生的气体，主要来源于实验过程中化学试剂的挥发、分解、泄漏等，具体包括挥发性的试剂和样品挥发物、实验分析过程的中间产物等。有些气体属于易燃和有毒气体，例如刺激性的有毒气体，通常对人的眼睛和呼吸道黏膜有很大的刺激作用，如氨气、二氧化硫、氯气等；有的气体还会造成人体窒息，如硫化氢、一氧化碳等。

（3）固体废弃物。实验室所产生的固体废物包括多余的样本、残留的固体试剂、耗费和破损的实验用品（如玻璃器皿、包装材料等）、失效的固体化学试剂。尤其是一些过期失效化学药剂，对环境的危害较大。

3.2.2　生物废弃物

生物废弃物主要是指实验过程中所用到的动物组织、器官或尸体；各种微生物，包括细菌、病毒、真菌、寄生虫等；以及各种培养基。

3.2.3　放射性废弃物

放射性废弃物主要是指含有放射性同位素或者被其污染的各种实验物品。

3.3　化学实验废弃物的处理

化学废弃物的处理需要遵循减少产生、及时收集、分类处理、专人负责、定点存放和统一处理的原则。在处理化学废弃物时，应该采用简单高效的方法。由于实验室废弃物的种类繁多而且数量庞大,因此,对它们的处理也应按不同情况采取不同的措施。下面将具体介绍废液、废气、固体废弃物等的处理方法。

3.3.1　废液的处理

实验室废液主要包括有机溶剂废液(如甲苯、乙醇、冰乙酸等)以及无机溶剂废液(如废酸、废碱液、重金属废液等)。有机溶剂废液包括酚类、硝基苯类、苯胺类、多氯联苯、醚类、脂类等物质,以及有机磷化合物,其中绝大部分具可燃性、挥发性且毒性大,例如免疫组化实验中常用的二甲苯、丙酮、甲醛等,就是需重点处理的废液。具体处理措施如下:

(1)实验过程中,有机和无机废液均有害、有毒,不能随意倒进水槽及排水管道。

(2)废液处理必须分类收集、安全存放,严禁随意摆放。不同废液在倒进废液桶前,要检测其相容性,按标签指示分门别类倒入相应的废液收集桶中,禁止将不相容的废液混装在同一废液桶内,以防发生化学反应而爆炸等危害。

(3)废液桶必须维持密封状态,不得泄漏,并定期检查。每次倒入废液后须立即盖紧桶盖。特别是含重金属的废液,不论浓度高低,必须全部回收密封。

(4)将废弃物的详细情况,如废弃物的成分、含量、性质、收集日期、负责人等信息填写在废液收集单上,并在废液桶上贴上标签,由专职人员定期交由相关部门回收处理。

3.3.2　废气的处理

医学实验所用或产生的气体,常常含有刺激性或具有麻醉作用,容易引起操作者眼睛或呼吸道刺激和产生损害作用,或者对人体神经系统有麻醉作用。因此,实验室应有符合通风要求的通风橱,相关实验应在通风橱中进行。具体要求如下:

(1)少量的有毒气体可通过通风设备(通风橱或通风管道)经稀释后排至室外,通风管道应有一定高度,使排出的气体易被空气稀释。

(2)大量有毒气体必须经过预处理,在排放前,应该进行必要的预处理,包括吸附、吸收、氧化或燃烧、分解等,然后才能排到室外。

(3)对于生物安全柜、超净工作台、紫外灯等采用紫外臭氧杀菌的设备,由于臭氧分解的半衰期为 $20 \sim 50min$,因此消毒结束后,需关闭紫外灯至少半个小时以上再进行无菌操作实验。

3.3.3　固体废弃物的处理

不能随意掩埋、丢弃有害、有毒废渣、废固,须放入专门的收集袋、桶中。盛装过危险物品的空器皿、包装物等,必须完全消除危害后,才能改为他用或弃用。对固体废弃物的处理,也需根据其性质进行分类收集处理,禁止随意混合存放。注意事项如下:

(1)存放实验废弃物必须使用标记有"医疗废物"的黄色塑料袋,存放生活垃圾必须使用黑色塑料袋。

(2)使用过的微生物、细胞等培养材料的固体废弃物,如培养基、培养瓶、培养皿、培养板等,需经过有效的消毒处理(如高压蒸汽灭菌 30min 或有效氯溶液浸泡 $2 \sim 6h$)后方可丢弃或清洗。

（3）鉴于溴化乙锭（EB）的强诱变性，建议选用毒性小的新型替代染料，如荧光染料、花菁类染料等。如果一定要使用 EB，则 EB 污染过的废弃物严禁随意丢弃，必须经过有效的净化处理，如使用专业的 EB 清除剂或采用活性炭吸附、氧化使其失活等方法。

3.4　生物废弃物的处理

生物废弃物可以分为无害性和危害性生物废弃物。其中，危害性生物废弃物主要是指在实验过程中产生的，具有传染性、生物危害和潜在风险的生物性废弃物。例如，在实验中所涉及的细菌、病毒、寄生虫、基因产物、细胞，以及各类人体或动物的样本、组织及体液等物质。此类生物废弃物通常仍具有一定的生物活性，可以引起疾病及传播，同时也会污染自然环境，破坏生态平衡，危害动植物的生物安全。因此，生物废弃物的安全处理也是实验室生物安全管理中的重要环节。特别是在处理具有感染性的生物废弃物时，应该遵守《中华人民共和国传染病防治法》《中华人民共和国固体废物污染环境防治法》和《医疗卫生机构医疗废物管理办法》等法律法规。下面介绍具体的处理措施。

3.4.1　固体生物废弃物的处理

在实验室内应设立压力蒸气灭菌器，用于处理各类固体生物废弃物；对于不适宜高压处理的物品，可以采用消毒剂进行消毒灭菌。只有经过特定消毒及无害化处理后的废弃物，才能运离实验室。涉及微生物污染的物品，以及生物样本类物品的处理参考以下内容。

3.4.2　生物废液的处理

生物类废液主要有微生物（多为细菌或酵母菌）及细胞培养液、培养基、或废弃的实验动物血液标本等。生物类废液则需经有效消毒（高压蒸汽灭菌）后方可处理。

3.4.3　动物尸体的处理

动物实验结束后，所用动物尸体需装入标记有"医疗废物"的黄色塑料袋内，并放至实验动物中心动物尸体冷冻柜中保存，由实验动物中心定期统一处理。动物实验中所使用的一次性手术器具（如刀片、注射器、针头、输液管等）严禁混入动物尸体收集袋内，必须分开处理。

3.4.4　锐器及其他医疗废物处理

实验中使用的注射器、针头、输液器、手术刀片及破碎玻璃等锐器不应与其他废弃物混放，必须稳妥安全地放入黄色锐器容器。盛放锐器的容器必须是不易被刺破的，而且不能将容器装得过满。黄色锐器容器装满后，由实验室管理人员统一定期交由专业医疗废物回收机构处理。

3.4.5　感染性废弃物处理

对于感染性废弃物，通常采用热力消毒灭菌法和化学消毒剂灭菌法处理。实验中所产生的各类具有生物感染性的废弃物、微生物培养物、动物细胞培养物、动物血液和血液产品、所有污染过的一次性实验室用品(培养器皿、吸管、试管等)、实验用标本(血液、其他有潜在污染的物质)、所有针头及注射器等实验物品，必须经过灭菌处理后，才能作为一般垃圾处理。

总之，实验室废弃物的管理是一个系统性的工作，需要在实验设计、实验物品的安全管理、废弃物的收集处理等诸多环节采取科学、有效、经济的管理措施，以最终达到保障人体健康与自然环境安全的目的。

第4章　实验室意外事故处理

实验室操作人员需要使用危险化学试剂、放射性物质、病原微生物等，若操作不当，可能会引起意外事故。因此，在实际实验室工作中，应加强安全意识和安全管理，尽量避免操作不规范引起的意外事故；同时，要在意外事故发生后，根据实际情况，按照处理预案采取相应的处理措施，以减少人身伤害和实验室的损失。

4.1　意外事故的应急方案

制定意外事故的应急方案的目的在于实验室发生意外事故后，根据事故的类型、生物安全危害程度和人员的暴露程度等，立即对暴露人员进行现场紧急医学救治，同时对污染区进行有效的处理和控制，以尽量消除和减少事故对暴露人员的人身伤害，最大程度避免实验室及周边环境的污染和潜在危害。如果涉及在 BSL-3 或 BSL-4 级实验室进行的高危病原微生物实验，还应制定必要的安全事故应急方案。

意外事故的应急方案的主要内容包括：①生物危害的危险程度评估，高危害微生物的鉴定；②意外暴露的应急处理和污染的清除；③明确处于危险中的人员，安排人员的撤离，暴露或感染人员的医学转移；④紧急医疗救治和医疗监护；⑤流行病学调查和事故后期处理。同时还应该注意：明确高危险区域的分布和位置；明确责任人和责任；列出潜在的暴露和感染人员的隔离和治疗方案；特殊治疗和预防物资，包括疫苗、血清、药品和仪器的储备和使用；应急装备，包括防护服、消毒剂、清污器材等的供应与储备。

4.2　实验意外事故处理

4.2.1　实验室火灾及爆炸事故应急处理

实验室发生火灾的原因一般包括：电器设备故障，包括电器设备超负荷运行、电线老化短路、接触不良和绝缘不良等因素；化学试剂和反应，因化学试剂保存不善，或者一些放热的化学反应，易燃易爆的化学试剂泄漏等情况可以引起燃烧和爆炸；其他违反操作规程、吸烟或用火不当等情况，均可引发实验室火灾。

发生火情时，现场人员须立即采取处理措施，防止火势蔓延，并迅速报告。立即切断火灾现场电源，移开尚未燃烧的可燃物品。根据起火或爆炸的原因、火势大小、可燃物性质、周边环境和现场人员情况，应按照可能发生的危险化学品危害程度划定危险区，对事故现场周边区域进行隔离和疏导。同时采取以下紧急措施：

（1）实验台面、地面位置的较小火情，可以采用湿布、灭火毯或沙土覆盖法灭火；易燃液体、易燃气体和油脂类等化学药品着火，应使用大剂量泡沫灭火剂、干粉灭火器灭火。可燃金属，如镁、钠、钾及其合金着火，应使用干砂土或干粉灭火器灭火。腐蚀性废液着火，可用灭火器灭火或干砂等吸附，不可使用高压喷水，以免废液喷溅，伤害扑救人员。

（2）带电电气设备火灾，应切断电源后再灭火，应使用沙子或干粉灭火器，不能使用水或泡沫灭火器灭火，以防触电。

（3）如果衣服着火，切记不要奔跑，以免火势更旺，并将火源带到其他场所，应立即脱掉着火衣物，或者倒伏地面压灭火苗。

（4）实验室如发生爆炸事故，在保证安全的前提下，必须及时切断电源和管道阀门。所有人员应听从指挥，按秩序通过安全出口，或用其他方法迅速撤离现场。如引发人员受伤，应第一时间送往医院救治。引发的火灾，按照实验室火灾应急处理预案的程序处置。

（5）如果火势过大或灾情严重，应及时拨打 119 报警求助，并到明显位置引导消防车灭火。

4.2.2　化学试剂中毒及灼伤应急处理

化学试剂引发的实验室意外事故主要是化学试剂的中毒和灼伤。在实验过程中，导致化学试剂中毒的主要原因包括：有毒物质的气体和蒸气由呼吸系统进入人体内引起中毒；误食有毒化学药品或被其污染的食物饮料等；有毒化学物质通过皮肤、眼睛等外部器官吸收进入人体。如果出现咽喉灼痛、嘴唇发绀、有恶心呕吐及心慌心悸等症状，应及时注意化学试剂中毒的可能。由于化学试剂中毒情况紧急，进展较快，应及时正确地处理，应急措施包括：

（1）救护者进入现场，应佩戴个人防护用品，包括面具或呼吸器等；尽可能切断毒源，防止毒物继续泄漏。

（2）如果发生气体中毒，应立即打开窗户通风，并疏导实验室人员撤离现场。将中毒者转移至安全地带，揭开领口，让中毒者呼吸到新鲜空气。情况较重者，尽快安排吸氧，出现昏迷等严重情况者，应立即进行人工呼吸，并拨打 120 急救电话。

（3）如发生误食化学试剂中毒，若是强酸类试剂，应首先大量饮水，再服用牛奶或蛋清，迅速稀释毒物；若是强碱类试剂，则可立即服用稀醋酸或鲜橘汁中和，并尽快送医院救治；若是重金属盐，首先服用含硫酸镁的水溶液，立即送医救治，不要服用任何催吐药，以免发生危险；若是其他毒物，原则上应先采用紧急处理，如催吐等，然后及时送医救治。

（4）实验过程中若不慎将酸、碱或其他腐蚀性药品溅洒到皮肤上，引起局部外伤或灼伤时，应立即用大量清水进行冲洗，冲洗后用苏打（针对酸性物质）或硼酸（针对碱性物质）进行中和。若眼睛受伤，切勿用手揉搓，应立刻用洗眼器冲洗 15min，视情况及时送医就诊。

4.2.3　实验室触电、创伤、烫伤应急处理

(1)触电事故发生后，应首先切断电源或拔下电源插头，切不可在未切断电源的情况下直接接触触电者；若触电者出现休克及呼吸骤停现象，应立即进行人工呼吸，并马上送医救治。

(2)在实验过程中，如发生动物咬伤的情况，应立即用肥皂和清水冲洗伤口，挤出伤口的血液，再用消毒液(酒精、次氯酸钠、过氧乙酸、碘伏等)消毒，处理伤口；如果被金属锐器和玻璃仪器碎片割、刺伤，应及时清洗受伤部位，消毒创面；所有创伤在做必要的紧急处理之后，应及时送医院进一步救治。疑似被乙型肝炎污染的针头或锐器刺伤时，应尽快注射高效价抗体和相应乙肝疫苗。

(3)如发生烧烫伤，立即用冷水冲洗浸泡或湿敷进行紧急处理，可以减轻疼痛。同时，尽可能保护创面，保持皮肤表面完整，不要破坏皮肤受伤形成的水疱，用干净纱布简单包扎后及时送医救治。

4.2.4　生物安全事故应急处置预案

在实验过程中，由于操作不当、安全意识不足和管理不严格、仪器设备的故障等，会导致危害性气溶胶外溢、感染性物质泄漏或误食、锐器割伤刺伤以及动物抓咬伤等意外事故。在处理此类生物意外事故时，应尽快消除污染，救治伤员，做好防护，保护环境和实验记录。生物安全事故及具体紧急处理措施如下：

(1)食入潜在感染性物质：应立即脱下受害人的防护服，立即进行医学处理和急救。做好食入感染性物质的危险等级分析和记录。

(2)吸入危害性气溶胶：所有人员首先撤离污染区域，封闭相关区域，禁止人员入内。待气溶胶排出，方能进行污染物的清理工作。所有暴露人员均应接受医学观察。

(3)装有感染性物质容器破裂：在戴手套并穿戴合适的个人防护服的前提下，立即用布或纸巾覆盖全部受感染物质溢洒和污染区域，倾倒足量的消毒剂，消毒剂作用 30min后，彻底清理污染区域所有破碎物和溢出物，玻璃碎片仔细清理放入锐器盒，清理所用抹布、纸巾、手套和防护服等污染物品，放入黄色专用塑料袋，按照感染性废物处理。

(4)离心管破裂：在离心机运行过程中，离心管如果发生破裂，应立即停机关闭电源，戴上防护手套，用镊子清理玻璃碎片。如果离心机内盛有潜在感染性物质的试管破裂，应立即关闭机器电源，但不应立即开盖，让机器密闭半小时，等离心机内部气溶胶沉降一定时间后，再打开机器清理碎片。所有清理出的碎片以及污染的标本、转子/轴等可拆卸部件均浸入无腐蚀性的消毒液中消毒。离心机的内腔应采用适当的消毒剂多次擦拭，清洗后静置干燥。所使用的手套等所有物品均按照感染性废弃物处理。

(5)较大或重大生物安全事故：如果涉及 BSL-3 级和 BSL-4 级实验室的生物安全事故，则应立即关闭实验室，将情况上报相关部门，并对周围环境进行隔离。做好感染者救治及现场调查和处置工作。做好应急处置，如消毒、隔离、调查等。对受污染区域实施有效消毒。监控是否出现新的病例。确保丢失的病原微生物菌(毒)种(株)或样本得到控制。经专家组评估确认后，方可结束应急处置工作。

　　发生实验室意外事故时，应根据实际情况，按照危险物的不同性质采取不同的应对措施。对于化学试剂的中毒和灼伤，应该立即进行现场处置，按照化学物质的不同性质进行紧急处理，并及时送医救治；对于生物安全意外事故，则以控制污染防止扩散并及时救治伤员为重点；对于实验火灾爆炸等事故，应立即切断电源，熄灭火源，采取相应措施灭火。所有实验室意外事故发生后，都应立即上报上级管理机构，尽量减小人员伤亡和环境损失。

第二部分　生化与分子生物学基本实验

第5章　常用基本操作与仪器使用

5.1　玻璃器皿的清洁

首次使用的新玻璃器皿应先用肥皂水或洗洁精洗刷，用自来水冲洗后，再用1%~2%盐酸水溶液浸泡6~12h，以除去游离碱，用自来水冲洗干净后，再浸泡铬酸洗液中过夜，最后用自来水冲洗，注满水后倒出，反复12~15次，再用少量蒸馏水洗1~3次，当玻璃器皿壁内外呈均匀水膜，光洁，不挂水珠时，表明已洗涤干净。自然晾干或烘干备用。

5.2　移液操作

5.2.1　刻度吸量管的使用

刻度吸量管常用规格为0.1mL、0.2mL、0.5mL、1mL、2mL、5mL、10mL等。在一次完成移液的前提下，应选用容积较小的吸量管；对于同一次实验中同一种试剂的移取，应选用同一支吸量管；对于刻度由上至下的吸量管，应尽量使用上端刻度。具体使用方法如下：

（1）选择与体积要求相适应的吸量管。拇指执吸量管上部，使吸量管保持垂直，食指按在管口上调节流速，刻度朝向操作者。注意食指与管口之间要保持干燥。

（2）用洗耳球吸取液体至所需刻度上方，移开洗耳球，迅速用食指压紧管口，然后抽离液面。切勿用嘴吸取溶液，以免造成意外。

（3）食指控制液体至所需刻度（此时液体凹面、视线和刻度应在同一水平线上）。

（4）将吸好的液体移入所用容器中，使管尖靠在容器内壁上，松开食指，让液体自然流入容器内。最后的管尖残液是否需要吹，视具体情况而定。一般来说，1mL及1mL以下均需吹出；大于1mL，视标记而行。如吸量管上方标有"吹"字，则残液需吹出；标有"快"字，则应使残液自然流下。

（5）吸取血浆、尿液及黏稠试剂的吸量管，用后应及时用自来水冲洗干净。

5.2.2　微量移液器的使用

微量移液器（micropipette）俗称加样枪，如图5-1所示。首先根据所需加样量选择相应的加样枪，然后调节至所需体积值，注意勿超出可调式移液器的吸量范围，否则易导致量不准确，并且易卡住内部机械装置而损坏移液器。套上合适的枪头（Tip头），注意要套紧。垂直持握移液器，并用大拇指将操作按钮按至第一挡，将枪头插入溶液，吸液时，缓慢松开大拇指，停留 1~2s 后将枪头移出液面。排液时，将枪头尖部靠在容器内壁上，尽可能靠近容器底端，缓慢按下按钮至第一挡后，继续按至第二挡，直至排空液体。离开容器后，松开按钮，按退吸头按钮，弃掉枪头到固体废物桶。污染血液或有机试剂的枪头勿随意丢弃，应集中收集处理。一次实验完毕后，应将微量移液器旋至最大量程，并放回移液器架上。

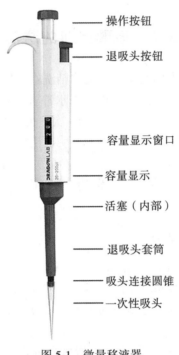

操作按钮

退吸头按钮

容量显示窗口

容量显示

活塞（内部）

退吸头套筒

吸头连接圆锥

一次性吸头

图 5-1 微量移液器

5.3 离心机的使用

离心机种类繁多，按其离心转子能达到的最高转速分为低速离心机（在 6000rpm 以下）、高速离心机（在 25000rpm 以下）、超速离心机（在 30000rpm 以上）。

使用离心机要坚持两个原则：平衡和对称。打开电源开关，按要求装上所需的转头，将预先以托盘天平平衡好的样品放置于转头的对称位置样品架上（离心筒需与样品同时平衡）。

离心操作前，检查所有套管是否全部取出，起动空载的离心机，观察是否转动平稳，是否有异常响声；放入的离心管要盖严；如果需要使用套管平衡，还需要检查套管有无软垫，是否完好，内部有无异物，离心管与套管是否匹配。平衡离心管后，对称放置于离心管中，盖严离心机盖，开启电源。调节转速调节钮，逐渐增加至所需转速值，当离心机转速达到要求时开始计时。达到离心时间后，缓慢将转速调回零。当离心机自然停止后，断开电源，取出离心管和离心套管。倒去离心套管内的平衡用水，倒置于干燥处晾干。

离心机的起动、停止都要慢，否则离心管易破碎或液体易从离心管中溅出。离心过程中，若听到特殊声响，应立即停止离心，重新检查对称的离心管是否平衡。如果有离心管破碎，应及时清除残留，并更换新管重新平衡。

5.4　pH 值测定

测定溶液 pH 值通常有两种方法。一种方法是最简便但较为粗略的方法——pH 试纸法。pH 试纸分为广泛 pH 试纸和精密 pH 试纸两种。广泛 pH 试纸的变色范围是 pH 值为 1~14、6~8、9~14 等，只能粗略确定溶液的 pH 值；精密 pH 试纸可以较精确地测定溶液的 pH 值，其变色范围是 2~3 个 pH 单位，例如有 pH 值为 4.0~7.0、8.0~10.0 等多种试纸，可根据待测溶液的酸碱性选用某一范围的试纸。测定的方法是，将试纸条剪成小块，用镊子夹一小块试纸，用玻璃棒蘸少许溶液与试纸接触，试纸变色后与色阶板对照，估读出所测 pH 值。切不可将试纸直接放入溶液中，以免污染样品溶液。另一种方法是精确测定溶液 pH 值的方法使用 pH 计，其精确度可达 0.005 个 pH 单位。使用 pH 计前，通常要用标准缓冲液校正电极，使其精密度和准确度符合要求。

5.5　试剂的分级与配制

一般化学试剂的分级见表 5.1。

表 5.1　　　　　　　　　　　　　一般化学试剂的分级

规格标准和用途	一级试剂	二级试剂	三级试剂	四级试剂	五级试剂
国内标准	优质纯 G. R 绿色标签	分析纯 A. R 红色标签	化学纯 C. P 蓝色标签	实验试剂 化学用 L. R	B. R 或 C. R
国际标准	A. R G. R A. C. S P. A X. Y	C. P P. U. S. S Puriss U. Ⅱ. A	L. R E. P Y	P Pure	
用途	纯度最高、杂质含量少，适用于最精确的分析及研究工作	纯度较高、杂质含量较低，适用于精确的微量分析工作，分析实验室广泛使用	质量略低于二级试剂，适用于一般的微量分析实验，包括要求不高的工业分析和快速分析	纯度较低，但高于工业用的试剂，适用于一般定性检测	根据说明使用

5.5.1 试剂配制的一般步骤

例如，配制 1L 0.01mol/L 的 $KMnO_4$ 溶液配制标准溶液。

(1)计算所需溶质 $KMnO_4$ 的质量：

$n = 0.01mol/L \times 1L = 0.01mol$

$m = 0.01mol \times 158g/mol = 1.58g$

(2)称量：在天平上称取 1.58g 固体 $KMnO_4$。

(3)溶解：在烧杯中用 50mL 左右的蒸馏水溶解 1.58g $KMnO_4$。

(4)移液：量筒标明一定温度下的体积，溶液必须冷却后才能转移到量筒中。

(5)洗涤烧杯。

(6)振荡摇匀。

(7)定容。

(8)振荡摇匀，转入试剂瓶。

5.5.2 试剂配制的注意事项

(1)称量要精确，特别是在配制标准溶液、缓冲液时，更应注意严格称量。有特殊要求的，要按规定进行干燥、恒重、提纯等。

(2)一般溶液都应用蒸馏水或去离子水(即离子交换水)配制，有特殊要求的除外。

(3)化学试剂根据其质量，可分为各种规格(品级)，配制溶液时，应根据实验要求选择不同规格的试剂。

(4)试剂应该根据需要量配制，一般不宜过多，以免积压浪费，过期失效。

(5)试剂(特别是液体)一经取出，不得随意放回原瓶，以免因量器或药勺不清洁而玷污整瓶试剂。取固体试剂时，必须使用洁净干燥的药勺。

(6)溶质先在烧杯内全部溶解，然后移入量筒。量筒不能加热，不能代替试剂瓶用来存放溶液。

(7)配制试剂所用的玻璃器皿都要清洁干净，存放试剂的试剂瓶应清洁干燥。

(8)试剂瓶上应贴标签，写明试剂名称、浓度、配制日期及配制人。

(9)试剂用后，要用原瓶塞塞紧，瓶塞不得沾染其他污物或玷污桌面。

(10)有些化学试剂极易变质，变质后不能继续使用。

5.5.3 配制试剂的过滤除菌

有些溶液(如血清)不能高温高压灭菌，需要过滤除菌，一般在超净工作台上进行，用一次性注射器和一次性 0.22μm 滤膜(millipore 或 pall)就可以。

如果溶液的量比较大，超过 500mL，可以采用已灭菌的抽滤瓶，预先垫好 0.22μm 的滤膜。灭菌前，要检查抽滤瓶封口用纱布或棉花堵牢，使用时不用在无菌室中进行，只要保证收集瓶无菌状态就可以。抽滤后，将过滤好的溶液在无菌条件下倒进已灭菌的空试剂瓶中。

第6章　常用实验技术理论

生物化学与分子生物学实验技术是用于生物化学大分子研究的独特分析、制备的实验技术和实验方法，是深入阐明疾病分子机理的重要手段。

6.1　吸收光谱法

吸收光谱法(absorption spectrometry)是根据物质对不同波长的光具有选择性吸收而建立起来的一种分析方法，可对物质进行定性和定量分析。在测定时，利用单色器(如棱镜)获得的单色光来测定物质对光的吸收能力，称为分光光度法(spectrophotometry)。本章主要介绍应用吸收光谱原理分析可见光(波长380~760nm)及紫外光(波长200~380nm)的分光光度法。

6.1.1　光谱分析基础知识

1. 吸收光谱和发射光谱

理论上，具有单一波长的光称为单色光，它由具有相同能量的光子组成；不同波长的光组成的光称为复合光。让复合光通过三棱镜，可以分解成不同波长的光，这种现象称为光的色散。色散后的单色光按一定顺序排成一幅光的色谱，称为光谱。

1)吸收光谱

当辐射能通过某些吸光物质，物质的原子或分子吸收与其能级跃迁相应的能量时，可由低能态或基态跃迁至较高的能态，这种物质对辐射能的选择性吸收而得到的原子或分子光谱，称为吸收光谱，利用这种光谱鉴定物质的性质和含量的方法，称为吸收光谱分析法。

根据光的吸收定律，以紫外区辐射能作为光源建立的分析方法，称为紫外分光光度法；以可见区辐射能作为光源建立起来的分析方法称为可见光光度法；以红外区(常用中红外区)辐射能作为光源建立的分析方法，称为红外光谱法；基于基态气态原子蒸气对该元素共振线的吸收而建立的分析方法，称为原子吸收分光光度法。

2)发射光谱

物质的分子、原子或离子在辐射能作用下，由低能态或基态跃迁到高能态(激发态)，再由高能态跃迁回较低能态或基态而产生的光谱，称为发射光谱。根据物质受到热能或电能等的激发后所发射出的特征光谱线来进行定性及定量分析。

某些物质的分子或原子在辐射能(光子)作用下，跃迁到高能态，大多数分子或原子与其他粒子相互碰撞，把激发能转变为热能散发掉；其余的分子或原子以光的形式发射出这部分能量而回到基态，由此产生的光谱称为荧光光谱。

2. 物质颜色与光吸收

太阳或白炽灯泡(钨灯)发出的可见光，是一种由许多不同波长的光所组成的宽广光谱，若将它通过三棱镜分光，则可看到红、橙、黄、绿、青、蓝、紫等颜色。可见，白光是混合光，它是由多种不同波长范围的单色光按一定的比例混合而成的。如果把两种适当颜色的光按一定比例混合可得到白光，则这两种光的颜色就互称为互补色。

物质对光具有选择性吸收的能力。同一物质对不同波长的光吸收能力不同，不同物质对同一波长的光吸收能力也不相同。

物质所呈现的颜色，正是由于它对光的选择性吸收而产生的。当一束光照射到某一物质的溶液时，若该溶液对可见光谱中各种颜色的光几乎都不吸收，则溶液呈透明无色；若几乎全部吸收，则溶液呈黑色；若对各种颜色的光都能均匀地吸收一部分，则溶液呈灰色；若溶液对其中某些波长的光吸收较多，透过较少，而对另一些波长的光吸收较少，透过较多，则溶液就呈现这种吸收较少而透过较多的光的颜色，即溶液的颜色是它所吸收色光的互补色。例如，高锰酸钾溶液选择性吸收可见光中的大部分黄绿色光，故呈紫色；硫酸铜溶液能选择性地吸收黄光，而呈蓝色。物质的颜色与吸收光颜色、波长的关系见表 6.1。

表 6.1　　　　　　　　　　**物质颜色与吸收光颜色、波长的关系**

物质颜色	吸收光	
	颜色	波长(nm)
黄绿	紫	400~450
黄	蓝	450~480
橙	绿	480~490
红	蓝绿	490~500
紫红	绿	500~560
紫	黄绿	560~580
蓝	黄	580~600
蓝绿	橙	600~650
蓝绿	红	650~750

以上只是粗略地用物质呈现的颜色来说明物质对各种色光的选择性吸收。如果测量某种物质对不同波长光的吸收程度，则可以以波长为横坐标，以吸光度为纵坐标作图，得到一条曲线，称为光吸收曲线(或称吸收光谱)，它能更清楚地描述物质对光的吸收情况。如图 6-1 所示高锰酸钾溶液对不同波长的光的吸收具有选择性，光吸收值最大的波长称为

最大吸收波长，表示为 λ_{max}。不同浓度高锰酸钾溶液的光吸收曲线形状和 λ_{max} 都相同，但浓度越高的溶液对同一波长的光吸收越多，在 λ_{max} 处吸光度的差值最大，所以通常选用 λ_{max} 进行物质含量的测定。

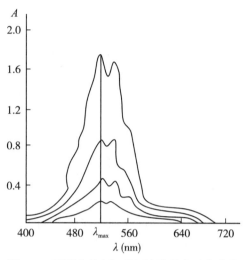

图 6-1   不同浓度高锰酸钾溶液的光吸收曲线

6.1.2   吸收光谱分析技术

不同的物质所产生的吸收光谱不同，即使同一物质对各种波长的光吸收程度也不相同。这些都是物质在光吸收方面的特性，是物质吸收光谱定性、定量分析的依据。物质吸收单色光量的多少与液层的厚度、溶液的浓度两个因素密切相关。

1. 吸光度与透光率

当一束单色平行光通过均匀而透明的溶液时，一部分被容器的表面散射或反射，一部分被吸收，仅有一部分透过溶液，如图 6-2 所示。

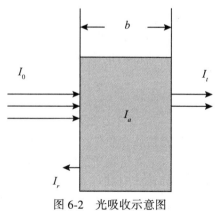

图 6-2   光吸收示意图

设入射光的强度为 I_0，吸收光的强度为 I_a，透过光的强度为 I_t，反射光的强度为 I_r，则

$$I_0 = I_a + I_t + I_r$$

在吸收光谱法分析中，测量时采用同样质料的比色皿，反射光强度基本不变，影响互相抵消，于是上式可简化为

$$I_0 = I_a + I_t$$

设透光度 T(transmittance)为透过光的强度 I_t 与入射光的强度 I_0 之比，即 $T = I_t/I_0$，常以百分数($T\%$)表示；透光度 T 的负对数称为吸光度 A(absorbance)，实际工作中常用吸光度 A 表示物质对光的吸收程度。吸光度 A 与透光度 T 之间的关系为

$$A = -\lg T = \lg \frac{I_0}{I_t}$$

由上式可知，溶液对光的吸收越多，T 值越小，A 值越大。

2. 吸收光谱分析的基本定律

Lambert 和 Beer 分别于 1760 年和 1852 年研究了溶液的吸光度与溶液厚度和溶液浓度间的定量关系，分别总结出 Lambert 定律和 Beer 定律。

Lambert 定律：当用一种适当波长的单色光照射一固定浓度的溶液时，其吸光度与光透过的溶层厚度成正比，即

$$A = kL$$

式中，L 为溶层厚度，k 为吸光系数。

Beer 定律：当用一适当波长的单色光照射一溶液时，若液层厚度一定，则吸光度与溶液浓度成正比，即

$$A = kC$$

式中，C 为溶液浓度，k 为吸光系数。

将 Lambert 定律和 Beer 定律合并，可得

$$A = kLC$$

上式称为 Lambert-Beer 定律的物理表达式。式中，k 称为吸光系数，它与溶液的性质、温度及入射光的波长等有关。Lambert-Beer 定律的物理意义为：当一束平行的单色光通过均匀透明的溶液时，该溶液对光的吸收程度与溶液中物质的浓度和光通过的液层厚度的乘积成正比。Lambert-Beer 定律不仅适用于可见光区，也适用于紫外区及红外区；不仅适用于溶液，也适用于其他均匀的、非散射的吸光物质(包括气体和液体)，是各类吸光光度法定量的依据。

3. 吸光系数

吸光系数 k 的物理意义是：吸光物质在单位浓度及单位液层厚度时的吸光度。在给定条件(单色光波长、溶剂、温度等)下，k 是物质的特征性常数，它只与该物质分子在基态和激发态之间的跃迁概率有关。不同物质对同一波长的单色光有不同的 k，可作为物质定性的依据。在吸光度与浓度(厚度)之间的直线关系中，k 是斜率，其值越大，则测定的灵

敏度越高。k 常有以下两种表达方式：

(1)摩尔吸光系数，用 ε 或 E_M 表示，其意义是 1mol 浓度的溶液在厚度为 1cm 时，在特定波长下的吸光度值。

(2)比吸光系数或称百分吸光系数，用 $E^{1\%}$ 表示，是指浓度为 1%（W/V）的溶液在厚度为 1cm 时，在特定波长下的吸光度值。一般常在化合物成分不明、分子量未知的情况下采用。

两种吸光系数表示方式之间的关系是

$$\varepsilon = \frac{M}{10}E^{1\%}$$

式中，M 是吸光物质的摩尔质量。

在特定的入射光波长、温度等条件下，ε 或 $E^{1\%}$ 是物质的特征性常数。

4. 偏离 Beer 定律的因素

根据 Beer 定律，当波长和强度一定的入射光通过液层厚度一定的溶液时，物质的 A 与其浓度成正比。因此，在固定液层厚度及入射光强度和波长的条件下，测定一系列已知浓度标准溶液的 A，以 A 为纵坐标，以浓度为横坐标，应得到一条通过原点的直线(称标准曲线或工作曲线)。但在实际工作中，特别是溶液浓度较高时，标准曲线常呈现弯曲，这种现象称为对 Beer 定律的偏离。对浓度不是太高的溶液，这并不是由于 Beer 定律不严格所引起，属于表观偏离。如图 6-3 所示。

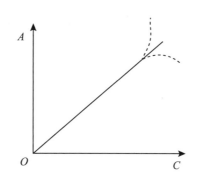

图 6-3　标准曲线和对 Beer 定律的偏离

引起偏离的因素很多，大致可分为以下两类：

(1)物理性因素。由物理性因素引起的偏离包括因入射光为非真正的单色光、杂散光、单色器的内反射以及因光源的波动、检测器灵敏度波动等引起的偏离，其中最主要的是非单色光作为入射光所引起的偏离。

Beer 定律成立的一个重要前提是单色光，即只有一种波长的光，但在实际测定中，使用的入射光并不是严格单色的，是包括一定波长范围宽度的谱带，常有不同波长的辐射同时存在。由于物质对不同波长的光有不同的吸收系数，多色辐射可以使吸光度变化而偏离 Beer 定律。在所使用的波长范围内，吸光物质的吸收能力变化越大，这种偏离就越显著。用吸收峰的 λ_{max} 作为测定波长，相邻波长间的吸收系数相差较小，吸光度 A 与浓度 C 之间容易保持良好的线性关系。

（2）化学因素。化学因素如浓度、pH 值、溶剂和温度等，主要是对化学平衡产生影响。因被测物的解离、缔合、与溶剂作用或形成有色络合物等原因，可导致溶液的组成或各组分间的比例发生变化。若各组分的吸收光谱或吸收系数的差别较大，则浓度与吸光度之间的关系偏离直线。另外，在被测物浓度较大（通常>0.01mol/L）时，吸光微粒间的平均距离减小，使相邻微粒的电荷分布互相影响，从而改变了它对光吸收的能力。因此，Beer 定律一般适用于稀溶液的测定，并要求其吸光度在 0.05~0.8 之间，使测定结果的相对误差控制在一个合理范围内。

5. 分光光度计的基本结构

分光光度计的种类很多，最常见的是可见分光光度计和紫外-可见分光光度计。分光光度计的基本结构包括光源、单色器、比色杯、检测和信号显示系统。如图 6-4 所示。

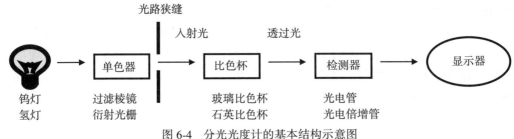

图 6-4　分光光度计的基本结构示意图

（1）光源，必须具有稳定的、有足够强度的连续光谱，并经聚光镜使成平行光。普通白炽灯（即钨灯）可用来提供可见光光源，其可应用的光谱范围为 320~2500nm。氢弧灯（又称氢灯）常用灯为低压氢灯，有石英窗，能提供紫外光，光谱为 180~375nm，实际上只用于 360nm 以下。其他光源还有碘钨灯、弧汞灯、氙灯、激光等。为保证光源稳定，分光光度计常装配稳压电源。

（2）单色器（monochromator），或称为分光系统，是分光光度计的心脏部分，是一种将来自光源的混合光分解为单色光，并能任意改变波长的装置，一般为棱镜、滤光片或光栅。其中，棱镜分为玻璃棱镜和石英棱镜，玻璃棱镜色散能力大、分光性能好，但由于其能吸收紫外线而仅用于可见光分光光度计；石英棱镜可用于可见光和紫外光分光光度计。滤光片能让某一波长的光透过，而吸收其他波长的光。光栅的波长范围宽，可用于可见、紫外和近红外光区，而且分光能力强，光谱中各谱线的宽度均匀一致。

（3）比色杯（cuvette），又称吸收池，有各种不同容量和光程规格，常用光程有 1cm、2cm、10cm 等，形状有方形、长方形和圆柱形等。玻璃吸收池用于可见分光光度测定，因为玻璃能吸收紫外线（$\lambda<350$nm），故不能用于紫外分光光度测定。石英吸收池既可用于紫外分光光度测定，也可用于可见分光光度测定。比色杯四面仅有两面光滑透明，具有光学性质，另两面则常以磨砂玻璃为材料，以示区别。比色杯光学表面不能有任何污损，

否则会引起光吸收的增加。例如，比色杯上看不出的指纹或残迹，即能引起 UV 区高达 1.0A 的光吸收，故拿比色杯时，只能捏住磨砂玻璃的两面。

每次使用后，应立即倒空比色杯，然后以溶剂（常用水）冲洗 3~4 次，最后可用甲醇冲洗；用蘸有洗涤剂的泡沫海绵清洗，效果较好。如果这样的清洁步骤无效，可将比色杯在铬酸或 50% 硝酸中短时间浸泡，再以水充分冲洗。

在同一波长和相同溶液下，同一台分光光度计上的比色杯间的透光度误差应小于 0.5%。

（4）检测器（detecter），主要作用是接受透射光信号，以转换成电能，必要时加以放大。有光电池、光电管和光电倍增管三种类型。

（5）信号显示系统。早期的分光光度计多采用检流计，以微安表作显示装置，直接读出吸光度或透光率。近代的分光光度计则多采用数字电压表等显示和用 X-Y 记录仪直接绘出吸收（或透射）曲线，并配有计算机数据处理器。

6. 分光光度分析的定性和定量方法

1）定性分析

根据物质的最大吸收波长 λ_{max} 和摩尔吸光系数 ε 可对待测物质进行定性分析。利用自动扫描记录的可见/紫外分光光度计能快速而准确地获得样品的吸收光谱和准确测定 λ_{max}。摩尔吸光系数 ε 的测定通常需配制 3 种不同浓度的待测物溶液，分别在 λ_{max} 处测出其吸光度，再根据 Beer 定律 $\varepsilon=A/(LC)$，求出 3 个 ε 平均值。将测得的 λ_{max} 和 ε 值与标准品比较，即可对待测物进行定性分析，具体应用如下：

（1）比较物质吸收光谱的一致性。同一物质在同一条件下其吸收光谱应完全一致。在鉴定时，分别测绘纯化样品和标准纯品的吸收光谱。如无标准，可利用现成的标准光谱图（从文献和参考书中可查到）。比较二者吸收峰的数目、位置、相对强度和形状。如二者完全一致，可初步确定二者具有相同的生色基团，样品和标准可能为同一化合物。

（2）比较物质的最大吸收波长及吸收系数的一致性。有些物质具有相同的发色团，虽然分子结构不同会导致吸收光谱相同，但它们的吸光系数是有差别的，因此在比较整个光谱图的同时，还要比较 λ_{max} 及吸收系数 ε、$E^{1\%}$ 的一致性。如整个吸收光谱相同，而且 λ_{max}、吸收系数 ε 或 $E^{1\%}$ 也完全相同，则可认为它们是同一物质。

（3）与其他方法结合分析。因为大多数化合物的可见、紫外吸收光谱吸收峰的谱带较宽，特征性不明显，因此，仅仅依靠可见及紫外吸收光谱来定性鉴定化合物，其可信程度是极有限的，往往还需要同红外光谱、色谱、质谱或核磁共振波谱等结合起来，才能作出可靠的鉴定。比较样品与标准品的吸收光谱，对于纯度鉴定却很有用处：若发现样品的吸收光谱存在有异常吸收峰，可以认为样品中存在的杂质。

2）定量分析

紫外/可见分光光度法最主要的应用是定量分析。按照 Lambert-Beer 定律，溶液中溶质的吸光度与溶质的浓度正比。在一特定波长下测出溶液的吸光度，即可计算出溶液的浓度。在使用紫外、可见分光光度法进行定量分析时，一般采用下列方法：

（1）标准曲线（工作曲线）法。先配制含与被测组分相同的物质的一系列标准溶液，在

与被测组分相同的 λ_{max} 下测定各标准溶液的 A 值，以 A 值为纵坐标，以浓度 C 为横坐标，绘出浓度-吸光度关系曲线，即标准曲线。将样品溶液在相同条件下测定 A 值，从标准曲线上找出与此 A 值相对应的浓度，即为样品溶液的浓度。标准曲线应根据几次实验测得值的平均值进行绘制，这种方法对于大量样品分析或例行测定是比较方便的。在固定仪器和方法的条件下，绘制好标准曲线后可使用多次，不必每次实验都进行绘制。但应注意，如果以后测定的条件有所改变，如仪器经搬动后灵敏度有所改变，所有的试剂用尽又需重新配制，温度有较大变化等，则需对标准曲线进行校正后重新绘制。标准品的纯度要高，标准液的配制也要很准确。当待测样品吸光度超过线性范围时，应将样品稀释或浓缩后再测定。

一条理想的标准曲线应该具备以下特点：①不同浓度标准溶液所测得的吸光度对浓度作图时，是一条斜率接近于 1 且通过原点的直线；②标准溶液浓度范围应在被测物质浓度的一半到 2 倍之间；③吸光度值在 0.05~0.8 之间为宜；④标准曲线至少 5 个点以上，每个点有 3 个以上重复值，重复值之间的平均误差应低于 5%；⑤曲线不能任意延长，点与线的垂直距离总和最小。如图 6-5 所示。

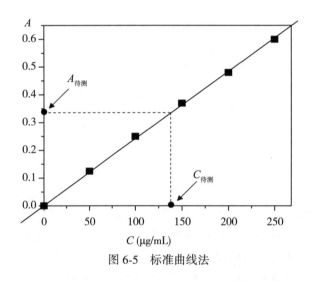

图 6-5　标准曲线法

标准曲线的制备不仅可用于样品的直接定量，而且在一定程度上还可鉴定所用的方法是否符合 Lambert-Beer 定律，同时还可确定被测样品的最大浓度范围。

（2）标准管比较法。将标准品与样品分别用相同条件处理，测定其吸光度。因为测定体系中液层厚度、温度以及入射光波长一致，所以标准与待测样品的 k 以及 L 相等，可按下式计算样品的浓度：

$$C_{样} = \frac{A_{样}}{A_{标}} \times C_{标}$$

此法适用 A-C 线性良好，且通过原点的情况。为减少误差，所用标准溶液的浓度应尽可能地与样品液的浓度相接近。

（3）利用摩尔吸光系数 ε 求得测定物含量。在已知 ε 的情况下，读取测定厚度为 1cm

时相同波长的吸光度 A，其浓度为

$$C = \frac{A}{\varepsilon}$$

这时求得的浓度为摩尔浓度。此公式常用于紫外吸收法，例如在蛋白质的含量测定中，若某蛋白质在 280nm 时的 ε 值已知，再读取待测蛋白液的 A 值，即可按上式算出待测蛋白的浓度。

6.2　电　泳　法

电泳（electrophoresis）是指带电颗粒在电场作用下向其所带电荷相反电极方向泳动的现象。利用带电颗粒的这种特性来分离、纯化、鉴定诸如氨基酸、多肽、蛋白质、核酸、糖蛋白、脂蛋白、病毒、细胞等的技术，称为电泳技术。分离后的物质可进行染色、紫外吸收、放射自显影、生物活性测定等。目前，电泳技术已成为生物化学研究及医学检验中必不可少的分析手段。

6.2.1　电泳的基本原理

任何一种物质的质点，由于其本身在溶液中的解离或由于其表面对其他带电质点的吸附，就会在电场中向其相反的电极移动。氨基酸、蛋白质、核酸等都具有许多可解离的酸性和碱性基团，它们在溶液中会发生解离而带电荷。例如，蛋白质作为两性电解质，其在溶液中所带电荷的性质和数量取决于蛋白质本身的性质、溶液的 pH 值以及溶液的离子强度。不同蛋白质分子的可解离基团各不相同，因此具有不同的等电点（isoelectric point，pI）。当溶液的 pH 值等于 pI 时，蛋白质分子所带净电荷等于零，在电场中不移动；当溶液的 pH 值小于 pI 时，蛋白质带正电荷，在电场中向负极移动；当溶液的 pH 值大于 pI 时，蛋白质带负电荷，在电场中向正极移动。蛋白质的 pI 与溶液 pH 值相差愈大，其所带的净电荷就愈多，加上不同蛋白质分子的颗粒大小和形状也不相同，使得混合物中不同蛋白质在电场中具有不同的迁移速度，因此可通过电泳达到分离目的。如图 6-6 所示。

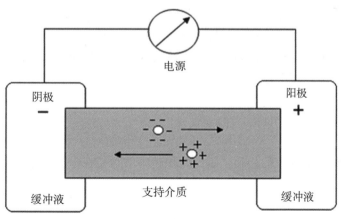

图 6-6　电泳系统示意图

在电泳过程中，一个带电颗粒可受到电场的静电吸引力(F)和泳动时的摩擦阻力(F')的影响。显然：

$$F = EQ$$

式中，E为电场强度；Q为颗粒所带的净电荷量。

$$F' = 6\pi r\eta v$$

式中，r为颗粒半径；η为介质的黏度；v为颗粒的泳动速度。

当平衡时$F=F'$，即$EQ = 6\pi r\eta v$，则颗粒的泳动速度v为

$$v = \frac{EQ}{6\pi r\eta}$$

泳动速度常以电泳迁移率或泳动度m(mobility)表示，即以单位电场强度下的泳动速度来表示物质的电泳性质，以此可对物质进行鉴定。

$$m = \frac{v}{E} = \frac{d/t}{U/l} = \frac{d \cdot l}{U \cdot t}$$

式中，d为带电颗粒泳动的距离(cm)；l为支持物的有效长度(cm)；t为通电时间(s)；U为加在支持物两端的实际电压(V)。

迁移率也可由下式表示：

$$m = \frac{v}{E} = \frac{Q}{6\pi r\eta}$$

由上式可知，带电颗粒的电泳迁移率与颗粒本身所带电荷量成正比，与颗粒的大小及介质的黏度成反比。在同一电泳条件下，不同的物质因其分子大小(r)和带电量(Q)的差异而具有不同的泳动速度，因此电泳一定的时间(t)，就可能互相分离。

6.2.2　电泳的影响因素

带电颗粒在电泳过程中的迁移率主要取决于以下影响因素。

1. 电场强度

每1cm支持物上的电势降(电势差)称作电场强度E(field strength)或电势梯度，即$E=U/l$。电场强度E(或电压)越大，带电颗粒的迁移率越大；但电压增加，电流亦随之增加，继而产热量增加，会导致样品失活、电泳缓冲液蒸发加快，以致性质改变。因此，当需要增大电场强度以缩短电泳时间时，需附有冷却装置，以免产热增多而影响电泳效果。

2. 颗粒的大小与形状

1)大小
摩擦阻力阻碍带电颗粒的移动，因此体积越小的颗粒在电场中的移动速度越快，体积越大的移动越慢。
2)形状
带电颗粒的形状也影响其迁移率，形状越接近于球形的颗粒比越接近于纤维状的颗粒

迁移率高。

3. 缓冲液的性质

缓冲液的性质主要是指缓冲液的 pH 值、离子强度和黏度等。

1）缓冲液的 pH 值

生物大分子化合物多为两性电解质,缓冲液的 pH 值决定了它们的解离程度,即决定其所带的电荷性质及电荷量。缓冲液的 pH 值离带电颗粒的等电点愈远,带电颗粒所带净电荷量就愈大,该颗粒在电场中的泳动速度就愈快;反之则愈慢。但对于生物大分子而言,缓冲液 pH 值的选择还应考虑被分离物质的生物学活性,不能一味远离其 pI。缓冲液的 pH 值一般选择在与带电颗粒的 pI 值相差 2~3 个 pH 单位内为宜。

2）缓冲液的离子强度（ionic strength）

缓冲液的离子强度越高,带电颗粒的泳动速度越慢;反之则越快。但缓冲液的离子强度过低,溶液的缓冲能力随之下降,会导致样品明显扩散,分辨力降低。一般最适合的离子强度在 0.02~0.2 之间,溶液离子强度的计算公式如下:

$$I = \frac{1}{2} \sum C_i Z_i^2$$

式中,I 为离子强度;C_i 为离子的摩尔浓度;Z_i 为离子的价数。

3）缓冲液的黏度

带电颗粒的泳动速度与缓冲液的黏度成反比。

4. 支持介质

支持介质对电泳的影响主要有电渗现象及分子筛效应。

1）电渗现象

缓冲液在电场中对固体支持介质的相对移动,称为电渗现象,如图 6-7 所示。当支持物表面有极性基团时,可以吸附溶液中带相反电荷的离子,使靠近支持介质的溶液相对带电,在电场的作用下,此溶液层会发生移动,从而对带电颗粒的泳动速度产生影响。当电渗方向与颗粒的泳动方向一致时,会加快颗粒的泳动速度;反之,当与颗粒的泳动方向相反时,则减慢颗粒的泳动速度。例如纸电泳,由于滤纸上吸附 OH⁻ 离子带负电荷,而与纸相接触的水溶液带正电荷,液体便向负极移动,并携带颗粒同时移动。

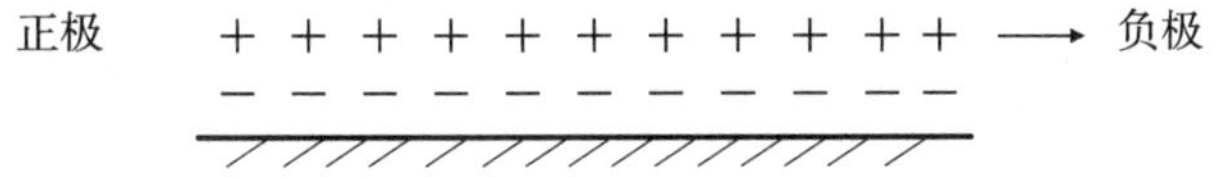

图 6-7　电渗现象示意图

2）分子筛效应

如果支持介质是多孔支持物,孔的大小与被分离分子的大小顺序相对应,大分子相对于小分子来说,在移动的过程中受到的阻力较大,有利于混合物的分离。

6.2.3　区带电泳

根据电泳是在固体支持物上还是在溶液中进行，可分为区带电泳和自由电泳两大类。区带电泳是目前应用最多的一种方法，其所用支持物多种多样。

1. 醋酸纤维薄膜电泳(cellulose acetate membrane electrophoresis)

醋酸纤维由纤维素的羟基经乙酰化而成。醋酸纤维薄膜电泳是以醋酸纤维薄膜作为支持物，其优点主要有：

(1)醋酸纤维薄膜对蛋白质样品吸附少，无"拖尾"现象，染色后背景能完全脱色，各种蛋白质染色带分离清晰，因而提高了其定量测定的精确性。

(2)快速省时，由于醋酸纤维素薄膜中所容纳的缓冲溶液较少，电渗作用小，电泳时大部分电流是由样品传导，所以分离速度快，电泳时间短，一般电泳 45~60min 即可，加上染色、脱色，整个电泳完成仅需 90min 左右。

(3)灵敏度较高，样品用量少。血清蛋白质电泳仅需 2μL 血清，甚至加样少至 0.1μL，仅含 5μg 蛋白质样品也可得到清晰的区带。

(4)醋酸纤维薄膜电泳染色后，可以制成透明的干膜，用于扫描定量及长期保存。

醋酸纤维薄膜的缺点是不易吸水，容易干膜。在使用之前，必须预先将薄膜在缓冲液中充分浸泡。

由于醋酸纤维薄膜电泳操作简单、快速、价廉，目前已广泛用于分析检测血浆蛋白、脂蛋白、糖蛋白、甲胎球蛋白、脱氢酶、多肽及其他生物大分子，成为医学研究和临床检验的常用技术。

2. 琼脂糖凝胶电泳(agarose gel electrophoresis)

琼脂糖是琼脂中的一种中性、线状的重复多糖。由半乳糖及其衍生物 3, 6-脱水半乳糖的二糖单位重复组成。将粉末状的琼脂糖与电泳缓冲液相混和，加热溶解后冷却成具一定孔径的多孔凝胶。琼脂糖的凝固点为 40~45℃，加热至 90℃ 左右时熔化成清亮透明的液体。琼脂糖经化学修饰后熔点降低(<70℃)，称为低熔点琼脂糖，可用于双链 DNA 片段的回收。琼脂糖作为电泳支持物有如下优点：

(1)操作简单，电泳速度快，样品不需事先处理就可进行电泳。

(2)琼脂糖凝胶结构均匀，含水量大(占 98%~99%)，近似自由电泳，样品扩散度小，对样品吸附极微，因此，电泳图谱清晰，分辨率高，重复性好。

(3)琼脂糖透明且无紫外吸收，可直接用紫外分析仪进行电泳过程监测和电泳结果的定量测定。

(4)电泳后区带易染色和洗脱，区带清晰，利于定量测定。如制成干膜，可长期保存。

目前琼脂糖凝胶电泳常用于分离、鉴定核酸，如 DNA、RNA 鉴定，DNA 片段分子量测定和 DNA 分子构象的分析等。由于这种方法具有操作方便、设备简单、需样品量少、分辨能力高的优点，已经成为分子生物学技术中常用实验方法之一。

低浓度的琼脂糖适用于免疫电泳和等电聚焦电泳技术，电荷效应是其分离的主要基础。但当琼脂糖凝胶用于 DNA 分离时，由于 DNA 分子片段较大，即使是低浓度的琼脂糖凝胶也有分子筛效应。对于线性 DNA 分子，其在电场中的迁移率与其分子量的对数值成反比，可以根据需要选择不同浓度的凝胶。

免疫电泳是以琼脂糖凝胶为支持物，与免疫扩散相结合而产生特异的沉淀线、弧或峰的电泳技术。该技术的优点是样品用量极少，免疫识别专一性强，分辨率高。主要有微量免疫电泳、对流免疫电泳、单向定量免疫电泳(火箭电泳)、放射免疫电泳及双向定量免疫电泳等。

3. 聚丙烯酰胺凝胶电泳(polyacrylamide gel electrophoresis，PAGE)

聚丙烯酰胺凝胶是由丙烯酰胺(acrylamide，Acr)单体相互聚合成多条长链，再与交联剂 N，N-亚甲基双丙烯酰胺(N，N-methylene-bisacrylamide，Bis)在引发剂和加速剂的作用下交联而成的凝胶多孔聚合物。凝胶孔径的大小可通过控制单体和交联剂的浓度来调节，从而满足不同分子量物质的分离要求。聚丙烯酰胺凝胶电泳在蛋白质分离中起主要作用，有单向及双向电泳两种分离方法。其优点有：

(1)胶体透明，有弹性，机械性能好；

(2)化学性质稳定；

(3)对 pH 值和温度变化较稳定；

(4)无电渗作用，只要 Acr 纯度高，操作条件一致，则样品分离重复性好；

(5)样品不易扩散，且用量少，其灵敏度可达 10^{-6}g；

(6)在不连续 PAGE 中，集浓缩效应、分子筛效应和电荷效应为一体，极大地提高了电泳的分辨率。

PAGE 应用范围相当广泛，可用于蛋白质、酶、核酸等生物分子的分离、定性、定量及少量的制备，以及分子量的测定、等电点的测定等。常用的 PAGE 蛋白分离技术除 SDS-PAGE 外，还有等电聚焦 PAGE、双向 PAGE 及 PAGE 梯度凝胶电泳等技术。

PAGE 基本方式有两种：圆盘电泳(disc-electrophoresis)和平板电泳(slab-electrophoresis)。它们都有连续电泳(continuous electrophoresis)和不连续电泳(discontinuous electrophoresis)之分。电泳在缓冲液的离子成分、pH 值及凝胶孔径一致的体系中进行，称为连续电泳；电泳在缓冲液的离子成分、pH 值及凝胶孔径不同的体系中进行，则称为不连续电泳。

1)聚丙烯酰胺凝胶聚胶原理

聚丙烯酰胺是由 Acr 和 Bis 在催化剂过硫酸铵(ammonium persulfate，AP)和加速剂四甲基乙二胺(N，N，N′，N′-tetramethyl ethylenediamine，TEMED)的作用下，聚合而成的三维网孔结构。TEMED$[(CH_3)_2N(CH_2)_2N(CH_3)_2]$的碱基可催化 AP 水溶液产生出游离的自由基，然后激活 Acr 单体，形成单体长链，在交联剂 Bis 作用下聚合成凝胶。碱性条件下凝胶易聚合，其聚合的速度与 AP 浓度的平方根成正比。应选择高纯度的 Acr 及 Bis。杂质、某些金属离子、低温和氧分子会延缓或阻止凝胶的聚合。

2)凝胶的孔径

(1)凝胶总浓度(T)及交联度(C)的关系：凝胶的孔径、机械性能、弹性、透明度、黏度和聚合程度取决于凝胶总浓度 T 和 Acr 与 Bis 的含量之比，即聚丙烯酰胺凝胶的孔径大小是由 Acr 和 Bis 在凝胶中的总浓度 T 以及 Bis 占总浓度的百分含量即交联度决定的。

$$T\% = \frac{a+b}{V} \times 100\%$$

$$C\% = \frac{b}{a+b} \times 100\%$$

式中，a、b 分别为 Acr 和 Bis 的克数，V 为溶液的体积。

$a:b(W:W)$ 与凝胶的机械性能密切相关。当 $a:b<10$ 时，凝胶变硬呈乳白色；当 $a:b>100$ 时，5% 的凝胶呈糊状且易断裂。欲制备完全透明而又有弹性的凝胶，应控制 $a:b=30$ 左右。不同浓度的单体对凝胶性能影响很大，如 Acr<2%，凝胶就不能聚合，当增加 Acr 浓度时，要适当降低 Bis 的浓度。为此，Richard 等提出一个选择 C 和 T 的经验公式：

$$C = 6.5 - 0.3T$$

此公式适用于 T 为 5%~20% 范围内的 C 值，其值可有 1% 的变化。在研究大分子核酸时，常用 $T=2.4\%$ 的大孔径凝胶，此时凝胶很软，不易操作，可加入 0.5% 琼脂糖；在 $T=3\%$ 时，也可加入 20% 蔗糖以增加机械性能，此时，并不影响凝胶孔径的大小。

（2）凝胶浓度与被分离物质分子量的关系：由于凝胶浓度不同，平均孔径不同，能通过的颗粒分子量也不同，在操作时，需根据被分离物质的分子量大小选择所需凝胶的浓度范围。见表 6.2。

表 6.2　　　　　　　　　　**分子量范围与聚丙烯凝胶浓度的关系**

物质	分子量范围	适宜的凝胶浓度(%)
蛋白质	$<10^4$	20~30
	$1\sim4\times10^4$	15~20
	$4\times10^4\sim1\times1^5$	10~15
	$1\times10^5\sim5\times1^5$	5~10
	$>5\times10^5$	2~5
核酸	$<10^4$	15~20
	$10^4\sim10^5$	5~10
	$10^5\sim2\times10^6$	2~2.6

3）不连续 PAGE 的分离原理

早期用 PAGE 技术分离蛋白质是用连续电泳系统完成的。由于电泳系统中凝胶孔径、缓冲液的 pH 值等均相同，没有明显的分子筛效应，分辨率较低，只能用于分离组分比较简单的样品。1963 年，Hjerten 等对该系统进行了改进，使电泳体系中缓冲液的离子成分、pH 值、凝胶浓度均不相同，带电颗粒在电场中移动时不仅有电荷效应和分子筛效应，还具有浓缩效应，因而其分离区带清晰度及分辨率得到极大提高。该技术得以广泛应用，目前常用于垂直板状电泳。

(1)样品的浓缩效应：由于电泳缓冲液体系、电泳介质等的不连续性，使样品在浓缩胶中得以浓缩，极大地提高了样品在分离胶中的分辨率。浓缩效应主要体现在以下方面：

凝胶孔径不连续性：浓缩胶的孔径大，分离胶的孔径小。在电场作用下，样品首先进入浓缩胶，由于其在大孔胶中泳动时遇到的阻力小，因而移动速度较快；当样品进入分离胶时，其在小孔胶中泳动时受到的阻力大，移动速度减慢，因而在两层凝胶交界处，因凝胶孔径的不连续性使样品迁移受阻而压缩成很窄的区带。

缓冲体系离子成分及 pH 值的不连续性：在缓冲体系中存在 3 种不同的离子，即三羟甲基氨基甲烷（Tris）、氯离子（Cl⁻）及甘氨酸（NH₂CH₂COO⁻）。Tris 的作用是维持溶液的电中性及 pH 值，是缓冲平衡离子（buffer counter ion）。HCl 在溶液中易解离出 Cl⁻，Cl⁻ 在电场中迁移率最快，走在最前面，又称为前导离子或快离子（leading ion）。甘氨酸 pI = 6.0，在 pH6.8 的浓缩胶缓冲体系中解离度很小，因而在电场中迁移很慢，称为尾随离子（trailing ion）或慢离子。例如，分离血清蛋白质样品时，由于大多数蛋白质在 pH6.8 或 pH8.3 时均带负电荷，在向正极移动的过程中，其迁移率介于快离子与慢离子之间，于是蛋白质就在快、慢离子形成的界面处，被浓缩成为极窄的区带。

电位梯度的不连续性：在不连续系统中，电位梯度的差异是自动形成的。电泳开始后，由于快离子的迁移率最快，在其后就会形成一个低离子浓度的区域即低电导区。电位梯度（E）=电流强度（I）/电导率（η），与电导率成反比，低电导区就会产生较高的电位梯度。这种高电位梯度促使样品和慢离子在快离子后面加速移动，即在高、低电位梯度之间形成了一个迅速移动的界面。因样品的有效迁移率恰好介于快、慢离子之间，故其聚集在这个移动的界面附近，被浓缩成一个狭小的样品薄层。

(2)分子筛效应：在浓缩胶中得到浓缩的样品进入小孔径分离胶后，样品受到不同程度的阻滞作用。相对分子质量小，且形状近似球形的分子所受阻力小，在电场中泳动速度较快；相反，相对分子质量大且形状不规则的分子所受阻力大，在电场中泳动速度较慢。这样分子大小和形状各不相同的各组分即可在分离胶中得以分离。

(3)电荷效应：样品进入分离胶后，由于各组分所带净电荷、分子量等各不相同，在电场中就有不同的迁移率而得以分离。表面电荷多，分子量小，则迁移快；反之则慢。

4）SDS-PAGE

如在电泳体系中加入十二烷基硫酸钠（sodium dodecyl sulfate，SDS），可消除净电荷对样品迁移率的影响，那么电泳迁移率就主要依赖于被分离物质的分子量大小，而与所带的净电荷及分子形状无关，这种电泳方法称为 SDS-PAGE。

SDS 是一种阴离子去污剂，在溶液中带大量负电荷，它能破坏蛋白质分子的空间结构。在样品和凝胶中加入 SDS 后，蛋白质解聚成单一多肽链，每一多肽链可与 SDS 结合，形成蛋白质-SDS 胶束，由于蛋白质-SDS 胶束所带的负电荷大大超过了蛋白质分子原有的电荷量，这样就消除了不同分子之间原有的电荷差异，仅利用分子量差异，就可将各种蛋白质分离开。

该法常用于蛋白质分子量及纯度的测定。研究表明，分子量在 15000~200000 范围内的蛋白质，电泳迁移率与分子量的对数成直线关系。可根据已知分子量蛋白质的电泳迁移率和分子量的对数作出标准曲线，再根据未知蛋白质的电泳迁移率求得分子量，如图6-8所示。

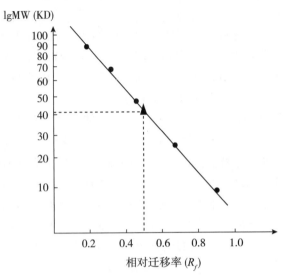

图 6-8　蛋白质分子量的对数与电泳迁移率

4. 等电聚焦（isoelectrofocusing，IEF）

等电聚焦是 20 世纪 60 年代中期问世的一种利用有 pH 梯度的介质分离等电点不同的蛋白质的电泳技术。由于其分辨率可达 0.01pH 单位，因此特别适合于分子量相近而等电点不同的蛋白质组分的分离，也可用于确定被分离物质的等电点。

1）IEF 的基本原理

在具有稳定的 pH 梯度介质的电场中，被分离的蛋白质组分将朝与其 pI 的相等的 pH 介质处移动，并停止在该处，形成分离的蛋白质区带，而将各蛋白组分分离开来。

2）pH 梯度的形成

在 IEF 的电泳中，介质的 pH 梯度是由小分子量的两性电解质形成的，这些两性电解质的 pI 在 3~10 之间。无论是凝胶中还是自由溶液中的两性电解质的混合物，都被置于阳极的酸溶液（如 H_3PO_4）与阴极的碱溶液（如 NaOH）之间。当存在外加电场时，每一种两性电解质向其 pI 值处移动，形成了一个稳定的 pH 梯度。

3）两性电解质载体与支持介质

理想的两性电解质载体应在 pI 处有足够的缓冲能力及电导，前者保证 pH 梯度的稳定，后者允许一定的电流通过。不同 pI 的两性电解质应有相似的电导系数，从而使整个体系的电导均匀。两性电解质的分子量要小，易于应用分子筛或透析方法将其与被分离的高分子物质分开，而且不应与被分离物质发生反应或使之变性。

pH 梯度支持介质能降低样品的扩散作用，从而提高等电聚焦分辨率。常用的 pH 梯度支持介质有聚丙烯酰胺凝胶、琼脂糖凝胶、葡聚糖凝胶等。

4）染色

lIEF 电泳后，不可用染色剂直接染色，因为常用的蛋白质染色剂也能和两性电解质结合，因此应先将凝胶浸泡在 5% 的三氯醋酸中去除两性电解质，然后再以适当的方法染色。

6.2.4　电泳后的染色

经电泳分离的各种生物分子本身一般无颜色，需进行染色而在电泳支持物的相应位置显现出来，从而检测其纯度、含量及生物活性等。不同生物分子的染色方法不同。

1. 蛋白质的染色

为了防止分离的蛋白质扩散，通常要将它们固定在相应支持物上。常用的固定剂有三氯醋酸（TCA）、醋酸及甲醇等。

蛋白质的染色方法有多种，如醋酸纤维薄膜分离的蛋白质可用氨基黑 10B 或丽春红 S 染色；聚丙烯酰胺凝胶电泳分离的蛋白质常用考马斯亮蓝进行染色；若需要更高的灵敏度（如 ng 级到 fg 级的量）或者采用分辨率更高的电泳技术（如双向电泳），则可以采用银染。常见的蛋白质固定、染色法见表 6.3。

表 6.3　　　　　　　　　　　　　　蛋白质的染色法

染料	固定液	染色液组成	脱色液
氨基黑·10B	甲醇 7% 醋酸	0.1mol/L NaOH 中 1% 氨基黑-10B 7% 醋酸中 0.5~1% 氨基黑-10B	5% 乙醇 7% 乙酸
考马斯亮蓝 R-250	20% 磺基水杨酸 10% 三氯醋酸 含 5% 尿素的 TCA	0.25% R-250 溶液 10% 三氯醋酸-10% R-250 19∶1（V/V） 5% 磺基水杨酸和 1% R-250 19∶1（V/V）	7% 乙酸 10% 三氯乙酸 90% 甲酸
考马斯亮蓝 G-250	6% 醋酸 12.5%TCA	6% 醋酸中 1% G-250 12.5% 三氯醋酸中 0.1% G-250	甲醇∶水∶浓氨 64∶36∶1
Ponceau 3R	12.5%RCA	0.1mol/L NaOH 中 1% 3R	5% 乙醇
固绿	7% 醋酸	7% 醋酸中 1% 固绿	7% 乙醇
氨基萘酚磺酸	2mol/L HCl	0.1mol/L PBS（pH6.8）中 0.003% 染料	

特殊性质的蛋白质也可采用其他染色方法，如脂蛋白染色可用油红 O、苏丹黑 10B 特异结合脂质而显色；糖蛋白可采用过碘酸-Schiff 试剂特异显现糖蛋白区带；酶蛋白的区带显色可利用酶的特异催化反应偶联化学显色反应。

蛋白质染色后，其背景支持介质也常常被染上颜色，因此还须对其进行脱色处理，将背景颜色脱去，保留蛋白质的染色区带。

2. 核酸的染色

核酸电泳后需经染色才能显出带型，常用的核酸染色剂有溴化乙锭（ethidium bromide，EB）、SYBR Green Ⅰ、SYBR Green Ⅱ、吖啶橙、银（Ag⁺）试剂、亚甲蓝等。电泳分离的 DNA 条带，与 EB 结合，在紫外光照射下可产生橘红色荧光，检测 DNA 灵敏度为 1ng（详见核酸的鉴定分析章节)。

6.3 层 析 法

层析法即色谱法(chromatography),是利用混合物中各组分的物理化学性质(吸附力、溶解度、分子形状和大小、分子极性、分子亲和力等)的差别,使各组分得以分离的方法。1903 年,俄国科学家 M. Tswett 首次用填充碳酸钙细粉的玻璃柱分离植物色素,在用石油醚洗涤时,发现柱内产生了数条相互分离的连续色带,便用 chroma(色彩)和 graphy(图谱)构成色谱一词,层析法由此得名。由于层析法分离效率高,可以分离性质极为相似而用一般化学方法难以分离的各种化合物,如氨基酸、核苷酸、糖、蛋白质等,因此被广泛应用于各种有机和无机物的分析与分离,并在生物化学、化工、医药卫生、食品、环境保护等领域都得到了广泛的应用。

6.3.1 层析法的基本原理

任何层析法都有两相:固定相和流动相,两相互不相溶。固定相可以是固体,也可以是附载在固体载体上的液体。流动相可以是液体或气体。当被分离的混合物样品随流动相通过固定相时,由于各组分在物理化学性质上的差异,与两相发生相互作用(溶解、吸附、结合等)的能力不同,在两相中的分配不同,而且随流动相向前移动,各组分不断地在两相中再分配。与固定相相互作用强的组分,随流动相向前移动时所受阻滞作用大,移动慢;反之,与固定相相互作用弱的组分,向前移动速度快。因此,混合物各组分可以彼此分离。

6.3.2 层析的分类

层析有多种分类方法,如按两相所处物理状态,可将层析分为液相层析(包括液固层析和液液层析)、气相层析(包括气固层析和气液层析);按层析原理,可将层析分为吸附层析、分配层析、离子交换层析、凝胶层析、亲和层析等;按操作形式不同,可将层析分为柱层析、纸层析法、薄层层析和薄膜层析。各种层析的原理和特性见表6.4。

表6.4 **各种层析的原理和特性**

名 称	固定相	流动相	原 理	载 体
吸附层析	固体	液体	疏水力和静电引力	硅胶、氧化铝、疏水性吸附剂
分配层析	液体	液体	溶解度	滤纸、纤维素、硅胶、硅藻土
离子交换层析	固体	液体	离子间的静电引力	阳(阴)离子交换树脂
凝胶层析	固体	液体	分子筛效应	交联葡聚糖、交联琼脂糖
亲和层析	固体	液体	亲和力	键合配基的葡聚糖和琼脂糖
聚焦层析	固体	液体	电荷效应	多缓冲离子交换剂
气相层析	固体	气体	疏水力和静电引力	吸附剂或有机溶剂液膜

6.3.3 柱层析的基本组成

现代层析技术中最常用的操作形式是柱层析。柱层析中固定相装在层析柱中，流动相（缓冲液或溶剂，又称洗脱剂）流经固定相。柱层析系统基本组成包括洗脱剂储液瓶、层析柱、检测器、记录仪和部分收集器。储液瓶中的洗脱剂依靠重力或泵的作用进入层析柱。层析柱一般是一根装有固定相的玻璃或塑料的柱子，是层析分离的核心部分。洗脱剂流经层析柱后，先通过一个检测器（如紫外检测器），然后被自动部分收集器收集。记录仪记录检测器检测到的信号，层析的结果可以层析图（chromatogram）的形式呈现。层析系统还可以通过计算机连接自动加样器、梯度混合器、蠕动泵等实行全自动操作。如图6-9所示。

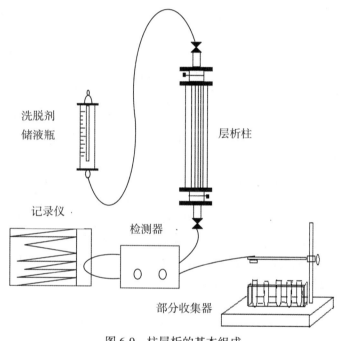

图 6-9 柱层析的基本组成

6.3.4 常用的层析法

1. 薄层吸附层析（thin-layer adsorption chromatography）

1）原理

薄层吸附层析是薄层层析法中应用最广泛的方法之一。将固定相（吸附剂）均匀的铺在一块玻璃板或塑料板、铝箔、聚酯薄膜上，形成薄层，称为薄板。待分离样品点在薄板一端，在密闭容器中用适宜的溶剂（展开剂）展开，由于吸附剂对不同物质吸附力大小不同，因此当溶剂流过时，不同物质在吸附剂和溶剂之间发生连续不断地吸附、解吸附、再

吸附、再解吸，易被吸附的物质相对地移动较慢，较难吸附的物质相对地移动较快。经过一段时间地展开，不同的物质就彼此分开，最后形成互相分离的斑点。

2）吸附剂

吸附剂一般应满足两个要求：一是要有较大的吸附表面积和一定的吸附能力，对不同物质的吸附选择性好，性质稳定，不与被吸附的物质及洗脱液（或展开剂）发生反应；二是吸附剂颗粒均匀、大小适中，不宜过粗，否则会导致层析太快，分离效果差，也不宜太细，否则会导致层析过慢，斑点易于扩散。

根据吸附能力可将吸附剂分为：①弱吸附剂：如蔗糖、淀粉等；②中等吸附剂：如碳酸钙、磷酸钙、熟石灰、硅胶等；③强吸附剂：如氧化铝、活性炭、硅藻土等。常见的吸附剂有氧化铝、硅胶等。

层析用氧化铝为一种吸附力较强的吸附剂，具有分离能力强、活性可以控制等优点。其可分为碱性、中性、酸性三种。碱性氧化铝（pH9~10）适用于中性及碱性物质的分离，如生物碱、酚类、类固醇、胡萝卜素及氨基酸等；中性氧化铝（pH7.5）使用范围较广，可用于醛、酮、醌及在酸碱性溶液中不稳定的酯、内酯等化合物的分离；酸性氧化铝（pH4~5）适用于天然和合成的酸性色素以及某些醛酮的分离。

硅胶具微酸性，吸附能力稍弱于氧化铝，适用于中性和酸性物质的分离，如氨基酸、糖、脂肪酸、脂类、类固醇和萜烯等。层析用硅胶，其骨架表面具有很多硅醇基-Si-OH能吸着水分，此种表面吸附的水称为"自由水"，当加热到100℃，能可逆地被除去。硅胶含水量高则吸附力减弱，当自由水含量高达17%以上时吸附能力极低。交联结构内部含有的水称为"结构水"，于500℃加热，能不可逆地失去结构水，硅胶结构变为硅氧环结构。由于硅胶的吸附力主要与硅醇基有关，因此加热温度过高，吸附能力反而减弱。

当进行薄层层析时，吸附剂中常加入黏合剂制成的硬板。常用的黏合剂有煅石膏（G）和羧甲基纤维素钠（CMC-Na），如硅胶 G、氧化铝 CMC-Na 等。用煅石膏制成的硬板机械性能较差，易脱落，但耐腐蚀；用 CMC-Na 为黏合剂制成的硬板机械性能较强，可用铅笔写字，但不宜在强腐蚀性试剂存在时加热。

3）展开剂

适宜的展开剂应具备纯度高、稳定性好（不与吸附剂或吸附物起化学反应）、能溶解样品中的各成分、黏度小、流动性好、展开较快、易和所需要的成分分开等特性。展开剂应根据分离物中各成分的极性、溶解度和吸附剂的活性来选择。用亲水性吸附剂（如硅胶、氧化铝）时，一般来说，若被测组分极性较大，应选用吸附性较弱的吸附剂，用极性较大的展开剂；若被测组分亲脂性较强，则应选用吸附性较强的吸附剂及极性较小的展开剂。

常用展开剂极性递增的顺序是：己烷<环己烷<四氯化碳<甲苯<苯<氯仿<乙醚<醋酸乙酯<丙酮<正丙醇<乙醇<甲醇<水<冰醋酸。

4）显色、定性和定量

层析后，如果样品本身带颜色，就可以直接看到色带或色斑。若样品无色，则可在层析后用喷雾显色法加以鉴别。各类物质常用的显色剂见表6.5。

化合物	显　色　剂
氨基酸类	茚三酮液：0.2~0.3g 茚三酮溶于 95mL 乙醇中，再加入 5mL 2，4-二甲基吡啶
脂肪类	5%磷钼酸乙醇液，三氯化锑或五氯化锑氯仿液，0.05%苏丹黑 B 水溶液
糖类	2g 二苯胺溶于 2mL 苯胺、10mL 8%磷酸和 100mL 丙酮溶液中
酸类	0.3%溴甲酚绿溶于 80%乙醇中，每 100mL 加 3%NaOH 3 滴
醛类	邻联茴香胺乙醇溶液
酚类	5%FeCl$_3$溶于甲醇与水（1∶1）中
酯类	7%盐酸羟胺水溶液与含 12%KOH 的甲醇等体积混合后喷于滤纸上，然后将滤纸于 30~40℃接触 10~15min，喷洒 5%FeCl$_3$（溶于 0.5mol/L HCl 中）于纸上

表 6.5　各类物质常用的显色剂

如果样品在紫外照射下能发出荧光，层析后可直接在紫外光灯下观察其位置。如果样品的斑点在紫外光下不显荧光，可在吸附剂中加入荧光物质或在制好的薄层上喷荧光物质，制成荧光薄层。这样，在紫外光下，薄层本身显荧光，而样品的斑点却不显荧光。吸附剂中加入的荧光物质常用 1.5%硅酸锌镉粉，或在薄层上喷 0.04%荧光素钠水溶液、0.5%硫酸奎宁醇溶液以及 1%磺基水杨酸的丙酮溶液。

2. 分配层析（partition chromatography）

分配层析是利用混合物中各组分在两相（固定相和流动相）之间的分配能力（溶解度）差异来分离物质的技术。

在一定的温度下，物质在两相之间的溶解度差异可用分配系数 K_d 来表示：

$$K_d = \frac{物质在固定相中的浓度}{物质在流动相中的浓度}$$

分配系数 K_d 与温度、溶质及溶剂的性质有关。

分配层析大多选用多孔物质作为支持物，如滤纸，称为纸层析。固定相一般指滤纸结合的水，流动相则为不溶性的非极性溶剂（展开剂）。将待测混合物点样于滤纸上，当非极性展开剂沿滤纸流经样品点时，混合样品中各物质按分配系数大小向流动相分配，随流动相向前移动，到前方固定相又进行重新分配，于是 K_d 大的物质留在固定相中相对多，随流动相移动得较慢；反之亦然。

各物质的移动速度可用迁移率 R_f 来表示：

$$R_f = \frac{原点到斑点中心的距离}{原点到溶剂前沿的距离}$$

R_f 值主要取决于被分离物质在两相间的分配系数。由于在同一条件下 R_f 值是常数，不同的物质分配系数不同，R_f 值也不同，这一性质可作为混合物分离鉴定的依据。

纸层析后显色定性和定量分析类似于吸附层析。

纸层析法在临床生化检验中应用广泛，可用于血液氨基酸、类固醇激素、糖蛋白、儿茶酚胺代谢产物等的分析，以及安眠药、抗生素等药物在体内代谢情况的检测。

3. 离子交换层析（ion-exchange chromatography）

1）原理

离子交换层析是利用离子交换剂对各种离子的亲和力不同，而分离混合物中各种离子的一种层析技术。可用于分离氨基酸、多肽、蛋白质及核苷酸等具有离子基团的生物分子。

根据离子交换剂键合的电荷不同，可分为阳离子交换层析和阴离子交换层析。离子交换层析的固定相是带有大量电荷的离子交换剂，流动相是具有一定 pH 值和离子强度的电解质溶液。当样品流经离子交换剂时，与离子交换剂带相反电荷的物质被选择性吸附，用与样品带相同电荷的流动相进行洗脱时，样品中的其他物质可以被迅速洗脱出来，然后通过增加流动相的盐浓度来洗脱吸附的样品，盐浓度可以是间断的，也可以是连续的梯度，在固定相相反电荷位点处发生等电荷的离子交换；结合力弱的分子被先洗脱下来，结合力强的被后洗脱下来。

以阴离子交换层析为例，如图 6-10 所示。阴离子交换剂本身带正电荷，必须吸附带负电荷的离子，以维持电中性。当样品溶液流经阴离子交换剂时，样品中的阴离子被吸附。被吸附的强度与其电荷密度成正比，带负电荷越多，电荷密度越密集，则与离子交换剂的亲和力越大，结合也就越紧密，洗脱过程中被洗出越迟；相反，电荷密度较低的阴离子则会先被洗出来。

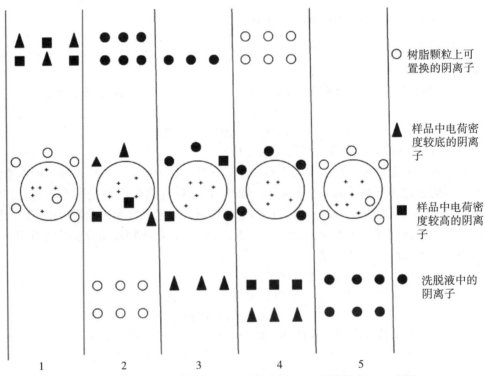

1—开始状态；2—吸附样品；3—开始洗脱；4—洗脱结束；5—再生

图 6-10　离子交换层析的基本原理示意图

2）离子交换剂

离子交换剂应符合下列要求：

（1）疏松的多孔结构或巨大的表面积，使带电离子能在其中自由扩散和交换；

（2）高度的不溶性；

（3）有较多的交换基团；

（4）物理化学性质稳定。

根据离子交换剂的基质组成和性质，可将基质分为两类：疏水性和亲水性离子交换剂。疏水性离子交换剂的基质是由苯乙烯和二乙烯苯聚合而成的树脂，常用于小分子物质的分离；亲水性离子交换剂的基质有交联琼脂糖、交联葡聚糖、纤维素和不同交联度的聚丙烯酰胺等，常用于核酸和蛋白质等生物大分子的分离。

根据可交换的离子及其交换性能，离子交换剂又可分为阳离子交换剂和阴离子交换剂。常用的阳离子交换剂有聚苯乙烯磺化型阳离子交换树脂、羧甲基纤维素（CM 纤维素）和 CM 葡聚糖 C-50 等。常用的阴离子交换剂有阴离子交换树脂、二乙氨乙基纤维素（DEAE-纤维素）和二乙氨乙基葡聚糖 A-50 等。

3）离子交换层析的应用

离子交换层析主要用于分离氨基酸、多肽和蛋白质，也可用于分离核酸、核苷酸及其他带电荷的生物分子，还广泛应用于无机离子、有机酸、抗菌素等小分子物质的分离纯化。

4. 凝胶层析（gel chromatography）

1）原理

凝胶层析的固定相是惰性的多孔珠状凝胶颗粒。凝胶颗粒内部具有多孔网状结构，当含有不同相对分子量的混合物流经凝胶层析柱时，分子量大的物质被排阻在介质之外，分子量小的物质能进入介质内部空隙，这样，不同分子量的混合物在凝胶中的移动速度不同，而得到分离。分子量大的物质先被洗脱下来；分子量小的物质后被洗脱下来。由于层析过程与过滤相似，又称为凝胶过滤或分子筛层析；由于物质在分离过程中的阻滞减速现象，故又称为阻滞扩散层析或分子排阻层析。如图 6-11 所示。

为了精确衡量混合物中某一待分离组分在凝胶柱内的洗脱行为，常采用溶质的分配系数 K_{av} 来度量：

$$K_{av} = \frac{V_e - V_0}{V_i} = \frac{V_e - V_0}{V_t - V_0}$$

式中，V_e 为某一成分从层析柱内完全被洗脱出来时的洗脱体积；V_0 为层析柱内凝胶颗粒之间的空隙体；V_i 为层析柱内凝胶颗粒内部微孔的总体积；V_t 为凝胶柱的总体积，$V_t = V_0 + V_i + V_g$（V_g 为干胶体积，相比 V_t 很小，可以忽略不计）。

当某种成分的 $K_{av} = 0$ 时，即 $V_e = V_0$，表明这一成分完全被排阻于凝胶颗粒的微孔之外，而最先被洗脱；如果 $K_{av} = 1$，即 $V_e - V_0 = V_i$，表明这一成分完全不被排阻，它可自由扩散，进入凝胶颗粒的微孔中而最后被洗脱。处于分子量最大与最小之间的那些成分，其 K_{av} 值在 0~1 之间变化，K_{av} 值的大小决定了其流出顺序，K_{av} 值小的先流出，K_{av} 值大的后流出。

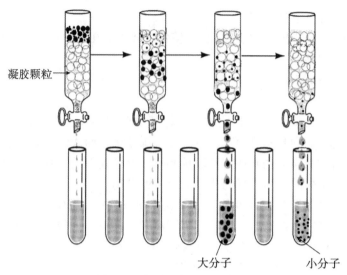

凝胶颗粒

大分子   小分子

图 6-11　凝胶层析原理示意图

2）凝胶

层析用凝胶是由胶体溶液凝结而成的颗粒状、内部具有细微多孔网状结构的物质。常用的有交联葡聚糖（商品名 Sephadex）、交联琼脂糖（商品名 Sepharose）、聚丙烯酰胺凝胶（BioGel）等。

（1）交联葡聚糖：由多聚糖链与 1-氯代-2，3-环氧丙烷交联而成。颗粒的孔隙大小用交联度 G 值表示，G 后所附数值是该型交联葡聚糖每 10g 干重的吸水量。交联度大，孔隙小，吸水少，膨胀也少，主要用于小分子物质的分离；交联度小，孔隙大，吸水多，膨胀也大，主要用于大分子物质的分离。

交联葡聚糖具弱酸性，能与蛋白质的碱性基团相互吸引，从而能吸附少量的蛋白质。如果是碱性蛋白，这种作用就更突出。但这种吸引力可用提高洗脱液的离子强度来克服。因此，缓冲液中经常加入 NaCl 来提高离子强度。新购的交联葡聚糖颗粒表面有一些不可逆吸附蛋白质的作用点，所以使用前要用一种分子量不大且容易得到的蛋白质过柱，以免分离纯化过程中待分离物质损失。此外，交联葡聚糖易受强碱强酸和氧化剂的破坏，G 值小的交联葡聚糖在洗脱中会有极少量的糖溶解，对于羧基类酸性基团有排斥在孔隙之外的特性，对芳环化合物有吸附，在实验中应注意。

（2）聚丙烯酰胺凝胶：是由丙烯酰胺（acrylamile，Acr）单体相互聚合成多条长链，再与 N，N-甲叉双丙烯酰胺（methylene-bisacrylamide，Bis）在引发剂和加速剂的作用下交联而成的凝胶多孔聚合物。凝胶孔径的大小可通过控制单体和交联剂的浓度来调节，从而满足不同分子量物质的分离要求。

（3）交联琼脂糖：其网状结构主要依靠糖链之间的氢键维持，网状结构的疏密通过琼脂糖的浓度控制。琼脂糖的使用条件较严：0～40℃，pH7～9，不能用硼酸缓冲液，做成珠状后不能再脱水干燥。其优点包括：一是机械性能好；二是分子量使用的范围广，这是前两种凝胶所不能比拟的；三是吸附生物大分子的能力最小，因此，分离生物大分子时多选用。此种产品通常有 2B、4B、6B 三种，分别代表含琼脂糖浓度为 2%、4% 和 6% 的交联琼脂糖。

3）凝胶层析的应用

凝胶层析凝胶层析可用于分离大分子混合物，尤其是酶、抗体及其他球蛋白。凝胶层析还可用于大分子物质分子量的测定。因凝胶具溶胀性，故还能用于浓缩与脱盐以及热原物质的去除。凝胶层析常选用的几种介质的分离范围见表 6.6。

表 6.6　　　　　　　　凝胶层析技术所选用的几种介质的分离范围

介　质	使用范围（相对分子量）
Sephadex G-15 Biogel P-2	50～1000
Sephadex G-25	1000～5000
Sephadex G-50 Biogel P-10	1500～30000
Sephadex G-100	4000～150000
Sephadex G-200	5000～250000
Sephacyrl S300	20000～1500000
Sepharose 4B	60000～20000000

5. 亲和层析（Affinity Chromatography）

1）原理

生物体中许多大分子化合物具有与其结构相对应的专一分子进行可逆结合的特性，如酶和底物，抗原与抗体，激素与其受体，酶蛋白与辅酶，RNA 与其互补 DNA 等体系，生物分子间的这种结合能力称为亲和力。亲和层析就是根据这种具有亲和力的生物分子间可逆结合和解离的原理建立和发展起来的技术方法。该技术将可亲和的一方（称为配基 ligand）通过共价键连接到固体载体上，同时要保留配基的特异的结合亲和性。当混合物样品加在亲和柱上时，待纯化的另一方会特异结合在配基上，而其他物质因不能被吸附会被洗脱液洗掉。待纯化的分子则可通过改变缓冲液的 pH 值或离子强度，以减弱分子与配基间的非共价相互作用而被洗脱出来，或者通过添加其他同配基亲和力更大的物质而被洗脱出来。如图 6-12 所示。

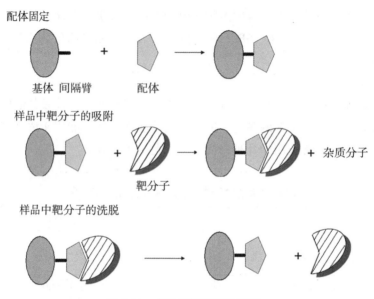

图 6-12 亲和层析原理示意图

亲和层析适于从大量的混合物中分离小量的物质，且适于分离杂质与纯化目的物之间的溶解度、分子大小、电荷分布等物化性质差异较小，采用其他方法分离有困难的高分子化合物。亲和层析专一性高、操作简便、时间短、得率高，因此对分离某些不稳定的高分子物质极为有效。

2）亲和层析用载体

亲和层析常用的载体有纤维素、聚丙烯酰胺凝胶、交联葡聚糖、珠状琼脂糖（sepharose 4B beads）、交联琼脂糖以及多孔性的玻璃珠，其中，以珠状琼脂糖使用最为广泛。珠状琼脂糖常用 CNBr 加以活化，使载体中的邻位羟基和溴化氰反应形成亚氨碳酸基团，此基团通常与含有氨基或羟基的配基反应，使配基结合在固相载体上。

当配基分子量较小，亲和纯化目的物的分子量较大时，配基与载体直接相连时会占去配基一部分的表面体积，这样一来，载体的空间位阻就会影响配基与亲和物的结合，而产生无效吸附。为此，通常须在载体上连接一个臂（一般为 6 个碳原子的烃链化合物），配基通过该臂与载体结合，以确保配基与亲和物有最大程度的结合。

亲和层析的缺点是，每分离一种物质都需要一种特有的配基，价格昂贵。现今已研发出一些亲和层析载体，其配基与一类生物化学性质相关的物质有亲和性，主要有以下几种：

（1）凝集素：能可逆地与特定的糖残基结合，分离纯化含糖基的生物大分子，如糖蛋白、血清脂蛋白及膜蛋白受体等，效果非常好。凝集素有多种，不同的凝集素有不同的特异性。

（2）蛋白质 A：其分子中具有特异的、能同大多数哺乳动物的 IgG 型抗体的不变区域（Fc）相结合的能力，主要用于各种哺乳动物 IgG 的分离纯化。

（3）固定化染料：可用于纯化许多酶和蛋白质。

（4）多聚（U）-琼脂糖：这类配基具有与多聚（A）序列杂交的多聚（U）序列，主要用于mRNA 的分离纯化。

6. 高效液相层析（high performance liquid chromatography，HPLC）

高效液相色谱（HPLC）亦称高压液相色谱，是 20 世纪 70 年代初发展起来的一种以液体为流动相的层析技术。其采用均一的、不可压缩的小颗粒作为支持介质，同时还采用具稳定流速的高压输液泵（10MPa），驱动流动相高速通过层析柱。由于固定相颗粒的体积更小，可以达到迅速分离的效果，并且可以得到更窄的条带，因此，它具有高效、快速、重现性好、灵敏度高等优点。此法可以测定极低含量的物质（$\mu g/mL \sim ng/mL$）。

高效液相色谱与普通层析原理相同，即根据被分离物质的理化性质（分子量、吸附力、亲和力、离子间的静电吸引力、疏水力、溶解度、电荷效应等）不同而进行分离的。以高效凝胶层析为例，当混合物流经凝胶载体时，分子量大的物质被排阻在介质之外，分子量小的物质能进入介质内部空隙，这样，不同分子量的混合物因在凝胶中的移动速度不同而得到分离。分子量大的物质先被洗脱下来，分子量小的物质后被洗脱下来。

一般来说，层析柱的填充物（固定相）颗粒的直径越小、越均匀，分离效果越好，但是洗脱时间会延长，要想缩短洗脱时间，必须增加压力，这样，普通层析用填充物（软凝胶）会变形，从而影响分离效果。而 HPLC 填充物颗粒的孔径微细，如硅胶、硬质凝胶、多聚物凝胶（葡聚糖凝胶、聚丙烯酰胺凝胶），即使在高压下，也不变形。把上述填充物用各种各样的活性基团进行化学修饰，便形成了当今使用的多种多样的 HPLC。

HPLC 按其固定相的性质，可分为高效凝胶色谱、液固吸附色谱、离子交换色谱、疏水性液相色谱、反相液相色谱、高效亲和液相色谱及高效聚焦液相色谱等。

为了最大限度地发挥 HPLC 高效分离的特点，样品应精制后使用。同时，应根据实验目的，合理地选用流动相，以找出最佳的分离条件。

HPLC 可同时分析多种药物及药物的代谢物，广泛应用于药物筛选和治疗药物的监测。同时，HPLC 也可应用于氨基酸、蛋白质、核酸、类脂及类固醇激素等的分离测定。

6.4　酶 学 分 析

6.4.1　酶活力测定

1. 酶活力测定方法

酶（enzyme）是生物体内具有催化功能的生物大分子，又称为生物催化剂。酶活力（enzyme activity）也称为酶活性，是指酶催化一定化学反应的能力。

常用酶催化某一特定反应的能力，即酶的活力，来表示样品中酶的含量。酶活力的大小可以用在一定条件下它所催化的某一化学反应速度来表示，酶催化的反应速度愈快，酶的活力就愈高；反之，活力愈低。由于酶促反应速度只在最初一段时间内保持恒定，随着反应时间的延长，酶反应速度逐渐下降。因此，研究酶活力常采用测定反应初速度的方法，即测定底物浓度的变化在初始浓度的5%以内的速度。

酶促反应速度的影响因素很多，包括底物浓度、酶浓度、pH值、温度、激活剂、抑制剂等。设计酶促反应条件要考虑这些影响因素，并且保证样品中酶活性发挥到最佳状态。

在其他因素不变的情况下，底物浓度的变化对反应速度影响曲线关系图是矩形双曲线。在底物浓度较低时，反应速度随底物浓度的增加而急骤上升，两者成正比关系；随着底物浓度的进一步增高，反应速度的增幅度不断下降；如果继续加大底物浓度，此时酶的活性中心已被底物饱和，反应速度将不再增加。

在测定酶活力时，一般选择底物过量的条件，此时酶被底物饱和，酶活力与酶浓度成正比而与底物浓度无关。这样测得的初速度可以比较可靠地反映酶活力。如果该酶的动力学反应符合米氏方程式，则用于酶活力测定的底物浓度至少是 K_m 值的10倍。但是，如果酶活力受过量底物抑制，则底物浓度要选择最适浓度。如果一种酶有几个不同的底物，一般选择 K_m 值最小的底物(天然底物)，并且底物性质稳定，在反应前后最好有可测定的理化性质变化。

测定酶活力有两种方法：一种方法是测定一定条件下完成一定量反应所需的时间，时间越短，酶活性越高，但反应时间很难精确控制，故此法很少应用；另一种方法是测定最适条件下单位时间内底物的减少量或产物的增加量。在简单的酶反应中，底物减少与产物增加的速度是相等的，但一般以测定产物为好，因为测定反应速度时，实验中的底物往往是过量的，反应中底物的转化仅占总底物的极一小部分，不易测准；而产物从无到有，只要方法足够灵敏，就可准确测定。酶促反应速度的单位是浓度/单位时间。

测定酶活力可采用连续反应法或终止反应法。连续反应法测定酶活力并不终止酶反应，而是监测反应过程中光谱吸收、气体体积、酸碱度、温度等的变化过程，由此计算酶活力。连续反应法常用于动力学研究，但是大多数酶活力不宜用该法测定。终止反应法是在特定条件下酶促反应进行一段时间后终止反应，然后分析产物增加量或底物减少量。这种方法适用于大多数酶。终止酶促反应常加入强酸、强碱和三氯乙酸等酶的变性剂。如果反应底物或产物热稳定性好，也可用加热使酶失活的方法终止酶反应，但时间较难控制。

测定产物增加量或底物减少量的方法很多，常用的方法有化学滴定、比色、比旋光度、气体测压、测定紫外吸收、电化学法、荧光测定及同位素技术等。选择哪一种方法，要根据底物或产物的物理化学性质而定。其中，比色法是根据底物和产物在某一波长上有明显的特征吸收差别建立起来的连续观测方法。如 NAD(P)H 在 340nm 处有特异吸收峰，而 NAD(P)$^+$ 则没有，监测 340nm 吸光度变化可以反映 NAD(P)H 的变化。利用该原理可以测定以 NAD(P)$^+$ 或 NAD(P)H 为辅酶的氧化还原酶的活力。另外，也可利用酶反应的底物、产物或辅助物具有荧光，通过测定荧光强度变化来检测酶活力。例如，NAD(P)H 在 365nm 激发波长下，发射 460nm 波长的荧光，这两个辅酶参与的反应都可能用荧光法测定。

2. 酶的活力单位

1976年国际酶学生化学会委员会规定：1个酶活力单位是指在特定条件下，1分钟内能将 1 微摩尔（μmol）底物转化为产物所需的酶量，或是转化底物中 1 微摩尔的有关基团的酶量。这个单位定义为国际单位（IU，U）。另一个酶活力单位为 katal，即在最适条件下，每秒钟转化 1 个摩尔底物（mol/s）的酶量。国际单位和 katal 间关系如下：

$$1U = 1\mu mol/min = 1 \times 10^{-6}/60s = 16.67nkatal$$

酶活力单位常用的习惯表示法，是以方法提出者的姓氏来命名的，如对血清谷丙转氨酶（ALT）活力单位按 King 氏法定义为：每 100mL 血清在 37℃、pH7.4 条件下与底物作用 60min，生成 1μmol 丙酮酸为 1 个活力单位。

酶活性测定的影响因素多，以至于各实验室之间的测定结果难以比较，参考值也难以统一。为了更直观地反映酶含量的变化，很多临床实验室开始使用正常上限升高倍数（upper limits of normal，ULN）这一表示方法。

3. 酶的比活力

比活力的大小就是酶含量的大小，即酶蛋白所具有的酶活力，一般用活力单位/毫克蛋白（U/mg 蛋白）来表示；有时也用每克酶制剂或每毫升酶制剂含有多少个活力单位来表示（单位/克或单位/mL）。比活力是酶纯度的量度，比活力越高，表示酶越纯。

4. 酶的转换数

酶的转换数（the turnover number of an enzyme，kcat）是指酶被底物完全饱和时，每秒钟每个酶分子转换底物的微摩尔数（μmol/s），它相当于一旦酶-底物（ES）中间复合物形成后，酶将底物转换为产物的效率。

6.4.2　酶法分析

酶法分析是指应用酶作为工具的分析方法，可以对酶的底物、辅酶、激活剂或抑制剂进行定性定量分析。常用的方法有动力学分析法、终点测定法和酶标免疫测定法。其中，终点测定法应用最为普遍，这种方法是借助某种酶的作用，使被测物质定量地进行转变。然后在转化完成后，测定底物、产物或辅酶等物质的变化量。它分为单酶反应定量法和偶联酶反应定量法。

1. 单酶反应定量法

1）底物含量的测定

单酶反应只应用一种酶进行催化，如下式所示：

$$S \xrightarrow{E} P$$

（1）测定底物的减少量：在以待测物质为底物的酶反应中，如果底物能接近完全地转化为产物（≥99% 转化为产物），而且底物又具有某种特征性质（如具有特殊的吸收光谱）时，就可通过直接测定底物的减少量而定量待测物。例如尿酸的定量测定：

$$尿酸 + 2H_2O + O_2 \xrightarrow{尿酸酶} 尿囊素 + CO_2 + H_2O_2$$

尿酸在 293nm、297nm 波长处具有特征吸收峰，其摩尔吸光系数分别为 12.6×

$10^6 L/(mol \cdot cm)$ 和 $11.7×10^6 L/(mol \cdot cm)$。利用这一性质，通过尿酸酶作用，测定尿酸的 A_{293} 及 A_{297} 的减少量，就可计算出尿酸含量。

（2）测定产物增加量：若被测物为底物，且底物基本上都能转变成为产物，而产物又可专一性进行定量测定，则根据产物的增加量就能计算出底物的量。例如己糖的定量测定（用 ATP-γ-$[^{32}P]$ 的微量测定法）：

$$D\text{-己糖}+ATP\text{-}γ\text{-}[^{32}P] \xrightarrow{\text{己糖激酶}} D\text{-己糖-6-磷酸}[^{32}P]+ADP$$

通过己糖激酶的催化作用将 ^{32}P 从 ATP-$[^{32}P]$ 掺入到产物己糖-6-磷酸$[^{32}P]$ 中，再测定产物的 ^{32}P 的量，就可计算出己糖的量。

（3）由辅酶变化量进行底物定量：在以 NAD^+ 或 $NADP^+$ 为辅酶的脱氢酶反应中，可通过测定 NADH 或 NADPH［其摩尔吸光系数 $\varepsilon = 6.22×10^6 L/(mol \cdot cm)$］在 340nm 波长处吸光度值的变化，对相应脱氢酶的底物做定量分析。例如 L-谷氨酸的定量测定（NADH 生成量的测定）：

$$L\text{-谷氨酸}+NAD^++H_2O \xrightarrow{\text{谷氨酸脱氢酶}} α\text{-酮戊二酸}+NADH+NH_4^+$$

这个反应中，可通过测定 NADH 的生成量对 L-谷氨酸进行定量测定。必须注意的是，由于此反应的平衡偏向左方，在碱性（pH9.0）条件下，当 L-谷氨酸浓度在 $60\mu mol/L$ 以下时，须向反应体系中添加苯肼与生成的酮酸反应，并加过量的 NAD^+，反应即可定量地向右方进行。

2）辅酶的定量

辅酶种类很多，由于它们在酶系中非常重要，因而经常要对它们做定量分析。单酶反应可测定的辅酶有多种。例如，CoA 可用磷酸转乙酰基酶（PTA）进行测定：

$$CoA+\text{乙酰磷酸} \xrightarrow{PTA} \text{乙酰 CoA}+H_3PO_4$$

乙酰 CoA 在 233nm 波长处有吸收峰，故可通过测定乙酰 CoA 的 A_{233} 值计算出乙酰 CoA 的生成量，进而计算出 CoA 的含量。

2. 偶联酶反应定量法

当单酶反应底物或产物用物理化学手段无法区分时，还可借助另一种酶作为指示酶，通过偶联反应进行定量分析。如：

$$A \xrightarrow{E_1} B \xrightarrow{E_2} C$$

当测定 A 或 B 很困难时，可用 E_2 作指示酶，通过测定 C 的含量来测定 A。这种偶联酶反应可分为以下两类：

1）以脱氢酶作指示酶

偶联用的指示酶，应用最广的是以 NAD^+ 或 $NADP^+$ 为辅酶的脱氢酶类，如

$$\text{葡萄糖}+ATP \xrightarrow{\text{己糖激酶}} \text{6-磷酸葡萄糖}+ADP$$

$$\text{6-磷酸葡萄糖}+NADP^+ \xrightarrow{\text{6-磷酸葡萄糖脱氢酶}} \text{6-磷酸葡萄糖酸}+NADPH+H^+$$

己糖激酶专一性不高，可借助偶联酶反应，将生成的6-磷酸葡萄糖作为底物，用6-磷酸葡萄糖脱氢酶作为指示酶进行反应，之后，通过测定偶联反应中 NADPH 的 A_{340} 值，算

出 NADPH 的增加量，从而对葡萄糖进行定量分析。

2) 以其他酶作指示酶

除了脱氢酶可作为指示酶以外，有些酶也能作为偶联指示酶，如葡萄糖氧化酶催化葡萄糖生成 H_2O_2，H_2O_2 再与过氧化物酶偶联。这里过氧化酶就是指示酶。

$$\text{葡萄糖} + H_2O + O_2 \xrightarrow{\text{葡萄糖氧化酶}} \text{葡萄糖酸} + H_2O_2$$

$$H_2O_2 + DH_{2(\text{还原型色素})} \xrightarrow{\text{过氧化酶}} 2H_2O + D_{(\text{氧化型色素})}$$

氧化型色素如邻联(二)茴香胺，二氨基联苯胺等在 $420\sim470nm$ 波长处有吸收峰。所以用分光法光度法测定 D 的生成量，就可计算出葡萄糖的量。

6.4.3　同工酶分析

同工酶(isoenzymes)是指催化同一种化学反应，但其酶蛋白本身的分子结构组成却不相同的一组酶。同工酶是由不同基因或等位基因编码的多肽链，或由同一基因转录生成的不同 mRNA 翻译的不同多肽链组成的蛋白质。这类酶由两个或两个以上的亚基聚合而成，彼此的理化性质及反应机理不同，可存在于生物的同一种属或同一个体的不同组织中，甚至同一组织、同一细胞中，对细胞的发育及代谢的调节都很重要。

目前已发现的同工酶有几百种。如存在于哺乳动物中的乳酸脱氢酶(LDH)有 5 种同工酶，每种 LDH 分子量都相近，均由 4 个(骨肌型或/和心肌型)亚基聚合而成，不同类型亚基的氨基酸组成及顺序不同，电泳行为亦不同，对底物的 K_m 值亦有显著的差异。

不同的同工酶在组织分布、细胞内定位、发生发育等方面都可能有所差异，临床上常利用这些差异来增加诊断的特异性。目前，特异性强、灵敏度高的同工酶测定方法在肿瘤、心脏、肝脏等疾病的诊断上已被广泛使用。例如，LDH 五种同工酶在各组织细胞中的分布情况并不相同，如 LDH_1 主要存在于心肌和红细胞中，LDH_5 主要存在于肝脏和骨骼肌中，正常血清中同工酶分布：$LDH_2 > LDH_1 > LDH_3 > LDH_4 > LDH_5$，这样虽然心脏和肝脏的多种疾病都能引起总 LDH 升高，但对血清 LDH 同工酶谱影响却大不相同。因此，可通过测定血清中某一 LDH 同工酶的活性对疾病进行特异诊断。

6.5　蛋白质的分离与纯化

获得一定质和量的蛋白质纯品，对于蛋白质结构分析、物理化学性质的测定、生物学活性分析、毒理实验及其临床治疗等具有重要意义。由于蛋白质的热稳定性普遍很差，对环境的 pH 值、有机溶剂、某些金属很敏感，因此，蛋白质的分离纯化过程有别于一般混合物的分离纯化，需要设计出一组合理的分级分离步骤，在保持蛋白质稳定性、生物学活性基础上，高效获得纯度、得率高的蛋白纯化产品。

6.5.1　蛋白质分离纯化的基本方法与原理

由于各种蛋白质所含氨基酸种类、数目和排列顺序不同，导致其空间结构、理化性质也各不相同。依据不同蛋白质理化性质(包括分子大小、形状、密度、等电点、溶解度、疏水性、亲和力等)的差异,可以运用多种分离纯化方法从样品中分离纯化出一种蛋白质(表6.7)。

表6.7 　　　　　　　　　　　　蛋白质的分离纯化方法

理化性质	分 离 方 法
溶解度	沉淀法(硫酸铵、丙酮、等电点 pI、聚乙二醇 PEG 等)
大小与形状	凝胶电泳,凝胶过滤,透析与超滤,离心
密度	密度梯度超速离心
电荷	凝胶电泳,离子交换层析
等电点	等电聚焦电泳,层析聚焦
疏水性	疏水作用层析,反相 HPLC
配体结合位点	亲和层析

1. 沉淀法

利用高浓度的硫酸铵或有机溶剂(丙酮、乙醇等)进行蛋白质的沉淀,使目的蛋白与其他较大量的杂蛋白分开,是蛋白质分离纯化的常见起始步骤。沉淀法经济、简便、处理量大,还可用于蛋白质溶液的浓缩或特殊成分的分级分离,但相对分辨率低。常用的方式有盐析、等电点沉淀、有机溶剂沉淀等。

1)盐析(salting out)

蛋白质在溶液中的溶解度取决于溶液的盐浓度,低盐浓度有利于蛋白质分子各种基团的解离,增加蛋白质的可溶性。但如盐浓度进一步增高,用于溶解蛋白质的水分子越来越少,破坏了蛋白质分子表面的水化层,则在某一点蛋白质开始沉淀,这种在高盐浓度下的蛋白质沉淀现象,称为盐析。

多种中性盐(硫酸铵、硫酸钠、氯化钠等)可用于盐析过程,硫酸铵是最常用的一种,其盐析能力强,水中溶解度大,浓度高时也不会引起蛋白质活性丧失,易透析除去。不同的蛋白质分子,由于其分子表面的极性基团的种类、数目以及排布不同,其水化层厚度不同,故盐析所需要的盐浓度也不一样,因此,调节蛋白质中的盐浓度,可以使不同的蛋白质分别沉淀,此法称分段盐析。

2)等电点沉淀

蛋白质是两性电解质,其溶解度与其净电荷数量有关,随溶液 pH 值变化而变化。在溶液 pH 值等于蛋白质 pI 时,蛋白质溶解度最小。不同蛋白质有不同的 pI,因此通过调节溶液 pH 值到目的蛋白的 pI,可使之沉淀而与其他蛋白质分开,从而除去大量杂蛋白。

3)有机溶剂沉淀

与水互溶的极性有机溶剂,如甲醇、乙醇、丙酮等,能使蛋白质在水中的溶解度显著降低。其原因是：有机溶剂降低水的介电常数，使蛋白质分子表面可解离基团的离子化程度减弱，水化程度降低，促进了蛋白质分子的聚集沉淀；极性有机溶剂与蛋白质争夺水分子，而使蛋白质分子沉淀。不同的蛋白质由于水化层厚度不同，发生沉淀需要的有机溶剂浓度不同，因此可利用不同浓度的有机溶剂分离不同蛋白质。

室温下，有机溶剂沉淀蛋白质过程中伴随着变性。可在不断搅拌下，将预冷的有机溶剂逐渐加入蛋白质溶液中，防止有机溶剂局部浓度过高，可在很大程度上解决变性问题。

4) 聚乙二醇沉淀

聚乙二醇(polyethyleneglycol，PEG)是水溶性非离子型聚合物，其沉淀蛋白质的原理与有机溶剂沉淀法相似，但不造成蛋白质变性。分子量在 6000~20000U 的 PEG 最常用于蛋白质的分离纯化。但此法沉淀蛋白质后，PEG 难以用透析方式去除，由于 PEG 溶于丙酮，结合丙酮沉淀法可用于分离蛋白质中的 PEG。

2. 透析与超滤

透析是溶液中小分子物质通过扩散穿过半透膜，从而与大分子物质分离的一种过程。将含有小分子杂质的蛋白质溶液装在半透膜的透析袋里放在蒸馏水(缓冲液)中进行，可不断更换透析液，直至杂质被除去。

超滤是利用高气压或离心力推动下的膜过滤技术。溶液在一定的压力下，促进水和小分子物质穿出特制的选择性超滤膜，而大分子蛋白质则被截留于容器内。该法尤其适用于蛋白质的浓缩或脱盐，可应用于蛋白质的分离纯化，并具有操作方便、条件温和、较好地保持蛋白质生物活性、回收率高等优点。

透析和超滤主要用于蛋白质的脱盐、缓冲溶液的置换、浓缩等。

3. 超速离心

超速离心适于生物大分子的分离，利用各种分子的质量、密度差异而在离心时沉降系数不同而分层。例如，脂蛋白的分离最常采用密度梯度超速离心。

4. 层析

详见 6.3 节。

5. 电泳

详见 6.2 节。

大多数蛋白质纯化方案均可采用高分辨率的技术，比如离子交换层析、凝胶过滤、亲和层析、SDS-PAGE、等电聚焦、双向电泳等。

6.5.2 蛋白质的制备

蛋白质的制备步骤一般包括：材料的选择及预处理，细胞的破碎及细胞器的分离，提取和纯化，浓缩、干燥和保存。

1. 材料的选择及预处理

依据实验目的及对象,确定所选用材料及预处理方法。如果不是特殊需要,常选择有效成分含量丰富的脏器组织或细胞为原材料,同时还要考虑是否便于提取,使分离纯化步骤简化、有效。动物组织常需进行绞碎、脱脂等预处理,以便于有效蛋白质成分提取。菌体所含蛋白质和胞内酶等的分离纯化,以及菌体分泌的蛋白质和胞外酶等的分离纯化,常以微生物为材料。预处理好的材料,若不立即进行实验,应冷冻保存。易降解的蛋白质宜选用新鲜材料。

2. 细胞的破碎

细胞内蛋白质的分离和提纯,需要先将细胞或组织破碎。常用的细胞破碎方法及原理见表6.8。

表6.8　　　　　　　　　　　　　　**细胞破碎方法及原理**

方法	原理
机械磨碎法	匀浆、研磨,使细胞在机械剪切力的作用下发生破裂
加压破碎法	细胞于55MPa高压下急速撞击挤压而破碎
超声波处理法	高频超声波处理,使细胞急剧振荡破裂(勿产生泡沫和高温)
反复冻融法	反复冷冻与溶解,细胞内冰粒形成和溶胀使细胞破碎
酶消化法	胞内各种水解酶的酶解作用溶解细胞膜;溶菌酶专一破坏细菌细胞壁
化学处理法	表面活性剂(SDS等)、脂溶性溶剂等溶解细胞膜
低渗破碎法	低渗透压下,细胞膜通过渗透张力作用裂解

3. 提取

提取是将经过处理的或破碎的细胞置于一定溶剂中,使被提取的蛋白质充分释放出来的过程。搅拌、减少溶剂的黏度,延长提取时间等方法可以提高被提取物的扩散速度,增强提取效果。提取的原则是少量多次,即对于等量的用于抽提的溶液分多次提取,比一次提取效果好得多。

大部分蛋白质都可溶于水、稀酸、稀碱、稀盐及其缓冲溶液中。其中,稀盐及其缓冲溶液对蛋白质稳定性好、溶解度大,是提取蛋白质最常用的溶剂。缓冲液常采用0.02 ~ 0.05mol/L磷酸盐等渗盐溶液(常含0.15mol/L NaCl)。在制备具有活性的蛋白质和酶时,一般采用低温(4℃),加蛋白水解酶抑制剂(如PMSF、碘乙酸)等方法,以防其变性和降解。

少数与脂质结合比较牢固或分子非极性侧链较多的蛋白质,可采用有机溶剂进行提取,常用的有机溶剂有乙醇、丙酮和丁醇等。丁醇提取法对提取一些与脂质结合紧密的蛋白质和酶具有特别的优越性,一是因为丁醇亲脂性强,特别是溶解磷脂的能力强;二是丁

醇兼具亲水性，不会引起酶的变性失活。另外，丁醇提取法的 pH 值及温度选择范围也较广。

4. 蛋白质的分级分离

获得蛋白混合物提取液后，可首先选用盐析、等电点或有机溶剂沉淀等方法，将目的蛋白与杂蛋白粗略分离开来。粗分级分离法简便、处理量大，既能除去大量杂蛋白，又能浓缩目的蛋白溶液。缺点是分辨率较低。一般样品经粗略分离后，大部分杂质已被除去。若需进一步提纯，通常使用层析(凝胶层析、离子交换层析、聚焦层析以及亲和层析等)、离心、电泳等方法。精制分离法一般规模较小，但分辨率高。

5. 蛋白质结晶

结晶是指蛋白质从溶液中固体析出的过程，常是蛋白质尤其酶制剂分离纯化的最后步骤。蛋白质纯度越高，溶液越浓，越易结晶。结晶溶液的 pH 值、温度也影响结晶，一般选择在被结晶蛋白质的 pI 处，4~10℃的低温条件下，利于蛋白质的结晶。若蛋白质不易结晶，可在溶液中加入少量该蛋白的结晶体——种晶，引发大量结晶的形成。

6.5.3　蛋白质的浓缩、干燥和保存

1. 浓缩

分离纯化后的蛋白质溶液，浓度往往很低，需对其进行浓缩处理，以便于保存。一般浓缩常用沉淀法(如盐析、有机溶剂沉淀法等)、减压浓缩或超滤法等。减压蒸发浓缩是通过降低液面压力使液体沸点降低而蒸发。减压的真空度越高，液体沸点降得越快。此法适用于一些不耐热的蛋白质制品的浓缩。利用透析原理，将待浓缩蛋白液装入半透膜，扎紧袋口，外加高分子的 PEG 吸收剂直接吸收溶液中的水及小分子物质，也可使蛋白溶液得以浓缩。超滤法利用特制的超滤膜，在一定压力下对溶液中小分子溶质进行选择性过滤。该法尤其适用于蛋白质的浓缩，并能较好地保持蛋白质的生物活性。超滤后的蛋白质溶液一般可浓缩到原体积的 10%~15%，回收率高达 90%。

2. 干燥

分离纯化的蛋白质产品，为保持其生物活性、防止变质、易于保存和运输，常常要进行干燥处理。最常用的方法是真空干燥和冷冻干燥。真空干燥适用于不耐高温、易被氧化物质的干燥和保存，其原理与减压浓缩相同。真空度越高，溶液沸点越低，蒸发就越快。冷冻真空干燥又称升华干燥。除利用真空干燥原理外，同时增加了温度因素。在相同压力下，水蒸气压力随温度的下降而下降，故在低温下，冰很容易升华为气体，然后直接用真空泵抽走。此法干燥后的蛋白质产品具有疏松、溶解度好、保持天然结构等优点。

3. 样品的保存

样品的保存方法与蛋白质稳定性及生物活性的保持关系很大，分为干粉保存和液态保

存两种。不论是干粉还是液态蛋白质，都应避免长期暴露于空气中，防止微生物的污染。温度对蛋白质的稳定性和生物活性影响很大，故一般都应在低温(0~4℃)保存，保存时间也不宜过长，否则会导致样品的变质或失活。

6.6　核酸的分离纯化与鉴定

分析复杂的基因组结构与功能，了解基因表达的调控特性，必须首先利用有效的分离纯化方法获得高质量的核酸(DNA 及 RNA)。核酸包括 DNA、RNA 两种分子，在细胞中都以与蛋白质结合的状态存在。真核生物的染色体 DNA 为双链线性分子，原核生物的"染色体"、质粒及真核细胞器 DNA 为双链环状分子；有些噬菌体 DNA 为单链环状分子；大多数生物体内 RNA 分子均为单链线性分子并具有不同的结构特点，如真核生物 mRNA 分子多数在 3′端带有 PolyA 结构。95%的真核生物 DNA 主要存在于细胞核内。RNA 分子主要存在于细胞质中，约占 75%，另有 10%在细胞核中，15%在细胞器中。

6.6.1　核酸分离纯化的原则

分离纯化核酸基本原则：①保证核酸一级结构的完整性(完整的一级结构是保证核酸结构与功能研究的最基本要求)；②排除蛋白质、脂类、糖类等其他分子的污染(纯化的核酸样品不应存在对酶有抑制作用的有机溶剂或过高浓度的金属离子，蛋白质、脂类、多糖分子的污染应降低到最低程度；当无其他核酸分子的污染，如提取 DNA 分子时，应去除 RNA 分子)。

为保证分离核酸的完整性及纯度，应尽量简化操作步骤，缩短操作时间，以减少各种不利因素对核酸的破坏，在实验过程中，应注意以下条件及要求：①减少化学因素对核酸的降解：避免过碱、过酸对核酸链中磷酸二酯键的破坏，操作多在 pH4~10 条件下进行；②减少物理因素对核酸的降解：强烈振荡、搅拌，将细胞突置于低渗液中，细胞裂解，反复冻贮等造成的机械剪切力，以及高温煮沸等条件，都能明显破坏大分子量的线性 DNA 分子，对于分子量小的环状质粒 DNA 及 RNA 分子的威胁相对小一些；③防止核酸的生物降解：细胞内、外各种核酸酶作用于磷酸二酯键，直接破坏核酸的一级结构。DNA 酶需要 Mg^{2+}、Ca^{2+}的激活，因此实验中常利用金属二价离子螯合剂 EDTA、柠檬酸盐，可基本抑制 DNA 酶的活性，而 RNA 酶不但分布广泛，极易污染，而且耐高温、耐酸碱、不易失活，所以生物降解是 RNA 提取过程的主要危害因素。进行核酸分离时最好用新鲜生物组织或细胞样品，若不能马上进行提取，应将材料贮存于液氮或-70℃冰箱中。

6.6.2　核酸提取的主要步骤

核酸提取的主要步骤包括破碎细胞，去除与核酸结合的蛋白质以及多糖、脂类等生物大分子，去除其他不需要的核酸分子，最后清除盐、有机溶剂等杂质，得到纯化的核酸。核酸提取的方案应根据具体生物材料和待提取核酸分子的特点而定。分离提取的核酸样品，由于实验要求不同，需用不同的方法进一步纯化，例如可利用超速离心、柱层析、免疫沉淀、凝胶电泳等常用的纯化方法。

1. 真核基因组 DNA 的分离纯化

DNA 分子随机卷曲，容易受到吸液、振荡、搅拌等引起的流体剪切力作用而断裂，因此，基因组 DNA 容易成片断获取，而获得大于 150kb 的大分子 DNA 片段难度相应增加。

真核生物的一切有核细胞(包括培养细胞)都可以用来制备基因组 DNA。提取方法包括两步：首先温和裂解细胞及溶解 DNA，使 DNA 与组蛋白分离，完整地以可溶形式独立分离出来；接着采用化学或酶学方法去除蛋白质、RNA 及其他大分子。

真核细胞的破碎有各种手段，包括超声波破碎法、匀浆法、液氮破碎法、低渗法等物理方法，以及蛋白酶 K 和去污剂温和处理法，为获得大分子质量的 DNA，一般多采用后者温和裂解细胞。

去除蛋白质的方法常用酚、氯仿抽提。其中，酚虽可有效地使蛋白质变性，但它不能完全抑制 RNA 酶的活性，而且酚能溶解于 10% ~ 15% 的水，从而可能导致部分核酸的丢失。混合使用酚与氯仿，则能有效地克服这两方面的局限。氯仿还能加速有机相与液相分层。在氯仿中加入少许异戊醇，其作用是降低表面张力，可减少蛋白质抽提过程中产生的泡沫，并能使离心后水层、蛋白质层、有机层维持稳定。最后用氯仿抽提，还有利于去除溶液中的痕量酚。

2. 质粒 DNA 的提取和纯化

细菌质粒(plasmid)为共价闭合的环状双链 DNA 分子，其大小范围从 1kb 到 200kb 以上不等。这些质粒都是独立于细菌染色体之外进行复制和遗传的辅助性遗传单位，然而它们又依赖于宿主编码的酶和蛋白质来进行复制和转录。

质粒是携带外源基因进入细菌中扩增或表达的重要载体，这种基因运载工具在基因工程中具有极广泛的应用价值，而质粒的分离与提取则是分子克隆中最常用、最基本的技术。

质粒 DNA 提取方法很多，均包含三个主要步骤：

(1)培养细菌使质粒扩增。将含质粒的单菌落接种到液体培养基中进行大量扩增。

(2)收集与裂解细菌。通过离心收集细菌，采用合适方法裂解细胞(如去污剂法、有机溶剂法、碱变性法、沸水热裂法、溶菌酶法和超声处理等)，一般要综合考虑质粒的大小、宿主菌菌株及裂解后的纯化方法等因素后加以选择。大于 15kb 的质粒 DNA 宜采用温和裂解法，如 SDS 法：细菌悬于含 10% 蔗糖等渗溶液中，在溶菌酶、EDTA 破坏细胞壁与外膜后，以 SDS 破质膜，解聚蛋白质与 DNA 的结合，这种方法最大限度地减小了物理剪切力。而对小质粒，则可用更剧烈的方法，如 EDTA、溶菌酶、SDS 破膜及煮沸或碱处理裂解细胞，当条件恢复正常时，质粒 DNA 可重新恢复形成天然的超螺旋分子。

(3)质粒 DNA 的纯化。通常使用的所有纯化方法都利用了质粒 DNA 相对较小及共价闭合环状的性质。CsCl 溴化乙锭梯度平衡超离心法一直是大量制备质粒的经典方法。目前有很多高效的质粒纯化试剂盒(Kit)已经商品化，但因其采用一次性吸附色谱柱，成本较高。碱裂解法简单、重复性好，而且成本低，是使用最广泛的方法。常规小量或中量制备的质粒 DNA，可直接用于 PCR 模板、DNA 酶切回收、细菌转化、限制酶图谱分析、常规亚克隆及探针标记等实验。

3. 真核细胞 RNA 的制备

从细胞中分离纯净、完整的 RNA 对于许多分子生物学实验至关重要，而且是进行基因表达分析的基础。一个典型的哺乳动物细胞约含 $10^{-5}\mu g$ RNA，其中 80%~85% 为 rRNA，15%~20% 主要为各种类型的低分子量 RNA，mRNA 只有 1%~5%。mRNA 种类繁多，分子量大小和核苷酸序列各不相同，可利用真核 mRNA 3′末端存在的 polyA，用寡聚(dT)的纤维素亲和层析柱分离 mRNA。

RNA 比 DNA 的化学性质活跃，易受 RNA 酶(RNase)的切割，且 RNase 是一类生物活性非常稳定的酶类。除细胞内 RNase 外，环境灰尘、各种试验器皿和试剂、人体的汗液以及唾液中均存在 RNase。这类酶耐热、耐酸、耐碱，煮沸也不能使之完全失去活性，蛋白质变性剂可使之暂时失活，但变性剂去除后，又可恢复活性。RNase 的活性不需要辅助因子，二价金属离子螯合剂对它的活性无任何影响。因此，RNA 分离的最关键因素是必须严格控制 RNase 的污染，制备过程中应尽量创造一个无 RNase 的环境，即尽力避免外源 RNase 的污染，同时抑制内源性 RNase 的活性，前者主要来源于操作者的手、实验的器皿和试剂；后者主要来源于样品中的组织细胞。

4. 核酸的浓缩、沉淀与洗涤

提取的核酸溶液常常需要进一步浓缩。沉淀是核酸浓缩最常用的方法。在一定浓度的盐存在下，有机溶剂可以沉淀核酸。常用的盐类有醋酸钠、醋酸钾、醋酸铵、氯化钠、氯化钾及氯化镁等，常用的有机溶剂则有乙醇、异丙醇和聚乙二醇等。乙醇是沉淀 DNA 的首选试剂。在适当的盐浓度下，2 倍样品体积的乙醇可以有效沉淀 DNA，对于 RNA 则需要将乙醇量增至 2.5 倍。0.54~1.0 倍样品体积的异丙醇可选择性沉淀 DNA 和大分子rRNA 和 mRNA。核酸沉淀还能去除部分杂质与某些盐离子，有一定的纯化作用。核酸沉淀往往含有少量共沉淀的盐，需用 70%~75% 的乙醇洗涤去除。对于浓度低并且体积较大的核酸样品，可在有机溶剂沉淀前，采用固体的聚乙二醇或丁醇对其进行浓缩处理。

6.6.3 核酸的鉴定与分析

各种方法制备的核酸能否用于进一步分析，首先要鉴定其质量。由于核酸碱基在紫外波长 260nm 处有最大吸收峰，可利用简便的紫外分光光度法确定核酸的浓度及纯度。核酸凝胶电泳分析则可以鉴定其完整性和纯度。

从复杂的核酸混合物中鉴别、分析某个特定的片段，可采用核酸杂交技术来完成，即先通过凝胶电泳分离核酸片段，再将所有片段从凝胶转移至尼龙膜或硝酸纤维素膜上，然后用标记的核酸探针进行杂交，以鉴别出目的片段。

聚合酶链反应(polymerase chain reaction，PCR)是一种在试管内高效扩增特异 DNA 片段的技术，从而使对目的基因进行 DNA 序列分析及鉴定变得更容易。

聚合酶链式反应-单链构象多态（polymerase chain reaction-single strand conformation polymorphism，PCR-SSCP）技术是在 PCR 技术基础上发展起来的一种简单、快速、经济的用来检测单碱基突变（点突变）的手段，被用于癌基因和抑癌基因突变的筛查检测，以及遗传病的致病基因分析和基因诊断等。

核酸序列分析现已自动化，主要用于鉴定新的 cDNA 克隆，确证定点突变或 PCR 产物的准确性，分析基因的非编码区序列等。

分离 RNA 的一个主要用途是分析基因表达，为了阐明基因的调控特性，必须了解基因转录产生 RNA 的结构、数量、大小及合成速率等。常用于分析 RNA 结构和数量的方法有 SI 核酸酶分析、核糖核酸酶保护试验、引物延伸法、Northern 印迹分析、逆转录 PCR 等。

1. 核酸紫外分光光度法定量、定性分析

组成核酸分子的嘌呤、嘧啶碱基均在紫外波长 260nm 处有特异吸收峰，此可作为核酸溶液定量的基础。$1A_{260}$ 相当于双链 DNA 浓度为 50μg/mL，单链 DNA/RNA 约为 40μg/mL，单链寡聚核苷酸约为 20μg/mL。此外，通过测定 260nm 和 280nm 的紫外线吸收值的比值（A_{260}/A_{280}）及 A_{260}/A_{230}，可估计核酸的纯度。紫外分光光度法只用于测定浓度大于 0.25μg/mL 的核酸溶液。对于很稀的核酸溶液，则可用荧光光度法估计 DNA 的浓度水平。

2. 核酸凝胶电泳分析

核酸是带均匀负电荷的分子，在电场中向正极移动。以适当浓度的凝胶介质进行电泳时，分子筛效应可使不同大小和构象的核酸分子泳动率不同而分离。

1）影响核酸电泳的因素

（1）核酸的性质：核酸的电荷量、分子大小、分子的空间构象等决定了核酸的迁移率。线状双链 DNA 分子一般不存在影响迁移率的复杂构象，在凝胶电泳中，其分子量的常用对数与泳动率成反比关系；但分子的空间构象也影响泳动速率，如相同分子量的质粒 DNA 迁移速率是：闭环型>线性>单链开环型。

对于单链 RNA 或 DNA，在凝胶电泳中的迁移率受碱基组成和序列影响，同等大小的核酸可因空间构象差异而使迁移率不同，故可利用变性凝胶电泳分离纯化单链核酸。

（2）凝胶孔径的大小：琼脂糖凝胶和聚丙烯酰胺凝胶（polyacrylamide gel，PAG）是核酸凝胶电泳常用的支持介质，凝胶孔径的大小是影响核酸在凝胶电泳中迁移率的最基本因素。通过变化支持介质的浓度，可调整凝胶分子筛网孔的大小，分离不同分子量的核酸片段。琼脂糖凝胶的孔径大、分辨率低，但分离范围广，分离 100bp~50kb 的 DNA；PAG 孔径小、分离小片段 DNA（5~500bp）效果较好，甚至可以分辨相差 1bp 的 DNA 片段。表 6.9 列出不同凝胶浓度与其对应 DNA 分子的分离范围。

表 6.9　　　　　　　　　凝胶浓度和 DNA 分子的有效分离范围

凝胶	胶浓度(%)	线状 DNA 的有效分离范围(bp)	溴酚蓝 DNA*(bp)
琼脂糖	0.3	5000~60000	
	0.7	800~10000	1000
	0.9	500~7000	600
	1.2	400~6000	
	1.5	200~4000	
	2.0	100~3000	150
聚丙烯酰胺	3.5	100~2000	100
	5.0	80~500	65
	8.0	60~400	45
	12.0	40~200	20
	15.0	25~150	15
	20.0	6~100	12

注：＊指迁移率与染料相同的双链 DNA 片断的粗略大小(核苷酸对，bp)。

(3)电场强度和电场方向：通常，当电泳采用低电压(每厘米凝胶小于 5V)时，线状 DNA 片段的电泳迁移率与所加电压成正比，随电压增加，高分子量 DNA 片段的迁移率将以不同的幅度增加，使凝胶的有效分离范围缩小。对于大分子 DNA 片段，可采用 0.5~1.0V/cm 电压电泳过夜，以获得较好分辨力和整齐的带型，而电场周期交替进行的脉冲场凝胶电泳则用于分离极大片段的 DNA。

(4)电泳环境：缓冲液的组成和离子强度直接影响核酸迁移率。电泳一般采用偏碱性条件，使核酸带负电荷，向正极泳动。常采用含 EDTA 的 Tris-醋酸(TAE)、Tris-硼酸(TBE)和 Tris-磷酸(TPE)三种缓冲体系。传统的 TAE 缓冲能力很低，长时间电泳需要正、负电极贮液槽之间进行缓冲液循环，并经常更新 TAE。现多用的 TBE 与 TPE 有较高的缓冲能力，但因 TBE 中硼酸易与琼脂糖形成复合物，在短时间(≤5h)琼脂糖凝胶电泳时，仍用 TAE，而在 PAGE 中常用 TBE。双链线状 DNA 在 TAE 中迁移速率比 TBE 或 TPE 中快将近 10%，但各个缓冲体系的分辨能力几乎相同(对超螺旋 DNA，在 TAE 中的分辨率比在 TBE 中更好)。

缓冲液的离子强度与样品泳动速度成反比，最适离子强度一般为 0.02~0.2。

2)核酸电泳的指示剂与染色剂

(1)指示剂：电泳过程中，在电泳上样缓冲液里常有一种有颜色的标记物，用以指示样品的迁移过程，核酸电泳常用的指示剂有两种：溴酚蓝，呈蓝紫色；二甲苯青，呈青蓝色。溴酚蓝实际分子量为 670Da，带负电荷，在不同浓度凝胶中，其迁移率分别相当于不同大小的双链线性 DNA 分子(表 6.9)。二甲苯青的分子量为 554.6Da，其荷电量比溴酚蓝小，在凝胶中迁移率较慢，在 1.0% 琼脂糖凝胶电泳中迁移率相当于 4kb 的双链线性

DNA 片段。在 5% PAG 中迁移率则相当于 260 个碱基的寡核苷酸。

（2）染色剂：电泳后，核酸需经染色才能显出带型，常用以下核酸染色剂：

①溴化乙锭（ethidium bromide，EB），是最常用的核酸荧光染料，可嵌入核酸双链的配对碱基之间，在紫外线激发下发出橘红色荧光。EB-DNA 复合物中 EB 发出的荧光比游离的凝胶中 EB 的荧光强度大 10 倍，无需洗净背景即可清楚观察核酸带型。若 EB 背景太深，可将凝胶浸泡于 1mmol/L $MgSO_4$ 中 1h 或 10mmol/L $MgCl_2$ 中 5min，使非结合的 EB 褪色，这样可检查到 10ng 的 DNA 样品。EB 也可用于检测单链 DNA/RNA，但对单链核酸的亲和力相对较小，荧光产率也相对较低。

在凝胶中加入终浓度为 0.5μg/mL 的 EB，染色可在电泳过程中进行，能随时观察核酸的迁移情况。但 EB 带正电荷，嵌入碱基后增加线状和开环 DNA 的长度，使其刚性更强，并会使线状 DNA 的迁移率降低 15%，故不宜用于测定核酸分子量的大小，这时应在电泳后将凝胶浸入 0.5μg/mL 的 EB 水溶液中 10min 进行染色。EB 见光易分解，应于 4℃避光保存。EB 是一种强烈的诱变剂，操作时应注意严格做好防护。

②吖啶橙（acridine orange，AO），可嵌入双链核酸碱基对之间，在 254nm 紫外线激发下发出 530nm 的绿色荧光；还可通过静电与单链核酸的磷酸基结合，在 254nm 紫外线激发下产生 640nm 的红色荧光。因此，可用来区分单链和双链核酸，灵敏度分别为 0.1μg和 0.05μg。但其染色操作要求严格，应在 22℃、0.01mol/L 磷酸钠缓冲液（pH7.0）中避光浸泡 30min，然后用该缓冲液于 4℃脱色过夜或 22℃脱色 1~2h。

③银（Ag^+）试剂，Ag^+ 与核酸形成稳定复合物，然后用甲醛使 Ag^+ 还原成银颗粒。$AgNO_3$ 等试剂可使 PAG 上的 DNA 及 RNA 都染成黑褐色。银染法的灵敏度比 EB 染色高 200 倍左右，在小于 0.5mm 厚的凝胶中，能检测出 0.5ng 的 RNA。其缺点是专一性不强，能与蛋白质，去污剂反应产生褐色，而且对 DNA 的染色定量不准确。

④亚甲蓝（methylene blue），可将 RNA 染成蓝色，但灵敏度不高，最低检测量为 250ng。

⑤SYBR Green，是一种高灵敏度的核酸染料，可以用于检测 DNA 和 RNA 的浓度、大小和纯度等参数。它可以与 DNA 和 RNA 结合，使其在紫外线下发出荧光，它的优点是灵敏度高，可以检测到低浓度的 DNA 和 RNA。

3. 聚合酶链反应（PCR）技术

聚合酶链反应（polymerase chain reaction，PCR）是 1985 年由美国 Cetus 公司 Kary Mullis 创建的一种在体外扩增特异 DNA 片段的技术。在试管内进行 DNA 复制，短时间内可获得数百万倍某一特异 DNA 序列的拷贝，以便进行目的基因的扩增、筛选、序列分析或鉴定。该技术在创建当年即被应用于人 β-珠蛋白 DNA 的扩增及镰形红细胞贫血的产前诊断。

PCR 技术简便快速、灵敏度高（ng 级）、特异性强、对模板要求低，随着 Taq DNA 聚合酶的发现和 PCR 仪自动化，该技术已广泛渗透到生命科学的各个领域。

1）PCR 原理

PCR 实际上是一种在模板 DNA、一对引物（模板片段两端的已知序列）和四种脱氧核苷酸等存在的情况下，耐热 DNA 聚合酶依赖的酶促合成反应，扩增的特异性取决于引物与模板 DNA 的特异结合。PCR 原理类似天然 DNA 复制。整个扩增过程分三步：①变性（denaturation）：加热至 95℃左右，使模板 DNA 双链间的氢键断裂而形成两条单链；②退火（annealing）：突然将温度降至引物的解链温度（T_m 值）以下（5℃左右），一对引物分别与单链模板 DNA 按碱基配对原则互补结合；③延伸（extension）：当温度升至 70℃左右，耐热 DNA 聚合酶催化，从引物的 3′端开始结合单核苷酸，形成与模板链互补的 DNA 新链。上述三步为一个循环，经过 25~30 个循环后，DNA 可扩增 10^6~10^9 倍。PCR 的实际操作包括模板 DNA（或 RNA）的制备、引物的设计合成、酶促聚合反应、反应产物的检测等。

2）PCR 反应体系

参与 PCR 的反应体系包括 DNA 模板（或由 RNA 反转录产生的 cDNA 模板）、DNA 引物、耐热 DNA 聚合酶及相应的缓冲体系和反应底物 dNTP。

（1）DNA 模板：PCR 反应必须以 DNA 为模板进行扩增，单链或双链 DNA，线状或环状分子均可作为模板。模板 DNA 的数量和纯度可影响 PCR 结果，但大多 PCR 反应对模板的纯度要求并不严格，模板用量也很低，有时可采用快速简便的方法，如用高温低渗液体（如水煮沸）溶解细胞即可用于实验。临床样品，如体液、血液、洗漱液、毛发、细胞、活组织等，都可以直接进行扩增检验。

（2）引物（primer）：PCR 反应产物的特异性由一对上下游引物所决定。PCR 反应体系中，引物的浓度一般为 0.1~0.5μmol/L，过低会影响产量，偏高则会引起错配和非特异性产物扩增，且可增加引物二聚体的产生概率。引物的设计是 PCR 扩增效率和特异性的关键，应遵循下列原则：①引物长度为 15~30 个核苷酸，引物过短或过长均会使特异性降低；②引物 G+C 含量宜为 40%~60%，引物碱基尽可能随机分布，避免出现嘌呤、嘧啶堆积现象；③引物内部和引物之间不应含有互补序列，否则形成发夹样二级结构或引物二聚体；④特异性：引物的碱基顺序与非扩增区域的同源性应小于 70%，或少于连续 8 个的互补碱基；⑤引物 3′末端与模板 DNA 一定要配对，因 3′末位碱基在很大程度上影响着 DNA 聚合酶的延伸效率，引物 3′端最好与目的序列阅读框架中密码子第一或第二位核苷酸对应，以减少由于密码子摆动产生的不配对；⑥引物 5′末端碱基并没有严格的限制，其可以不与模板 DNA 匹配而呈游离状态。因此，引物设计时可以在 5′末端加上限制性内切酶位点或其他短的序列（如 ATG 起始密码或加错配碱基造成突变等）以及标记生物素、荧光素等。

目前，在引物设计中已广泛采用计算机软件进行辅助检索分析，从 EMBL 或 Genebank 中查找有关基因序列，并依据上述原则对所选用引物进行评价。

商业合成的引物一般以吸光度 A 值计算，其与重量的换算公式如下：

$$W(\mu g) = 33\mu g/mL \times A\ 值 \times 稀释倍数$$

用于 PCR 时，一般稀释成 10~50μmol/L 的贮备液。

（3）耐热 DNA 聚合酶：从水栖嗜热菌 thermus aquaticus 中分离提纯的耐热 DNA 聚合酶，称为 Taq DNA 聚合酶，有良好的热稳定性，其生物半衰期为 92.5℃ 130min，95℃ 40min，97℃ 5min，是目前 PCR 中最常用的聚合酶。一般所需 Taq DNA 聚合酶的用量为 0.5~5 单位。此种酶的缺点是，对单核苷酸的错配无校正功能，发生碱基错配的概率约为 2.1×10⁻⁴ 左右。目前人们又发现许多新的耐热 DNA 聚合酶，这些酶的活性在高温下可维持更长时间。

（4）底物 dNTPs：dNTPs 在温度较高时容易失活，因此需要在-20℃下分装保存，以保证 dNTP 的质量。PCR 反应中，dNTPs 浓度应为 50~200μmol/L，尤其重要的是四种 dNTP 的摩尔浓度要相等，否则就会增加错配概率。在标记探针及测序等特殊 PCR 中，其中某一种脱氧核苷酸还可被标记核苷酸所替代。

（5）反应缓冲液 PCR：反应缓冲液是影响反应效率和特异性的一个重要因素，一般含 10~50mmol/L Tris-Cl（20℃下 pH8.3~8.8），50mmol/L KCl 和适当浓度的 Mg²⁺。Mg²⁺ 是 Taq DNA 聚合酶活性所必需的，同时还会影响引物的退火、模板与 PCR 产物的解链温度。Mg²⁺ 可与模板 DNA、引物及 dNTP 等的磷酸根结合，不同反应体系中应适当调整 MgCl₂ 的浓度，一般宜比 dNTP 总浓度高 0.5~1.0mmol/L，Mg²⁺ 过量会增加非特异扩增，Mg²⁺ 浓度过低则会降低 DNA 聚合酶的活性，使反应产物减少。Tris-Cl 在 20℃ 时 pH 值为 8.3~8.8，但在实际 PCR 反应中 pH 值为 6.8~7.8。50mmol/L 的 KCl 有利于引物的退火，但浓度过高则会抑制酶的活性。

3）PCR 的反应条件

（1）反应温度与时间：在标准 PCR 反应中，基于 PCR 原理设置包括变性-退火-延伸三个温度点的三温循环。对于较短靶基因可采用二温循环，除变性温度外、退火与延伸温度可合二为一，一般采用 94℃变性，65℃左右退火与延伸。

①变性温度与时间：变性温度低，解链不完全，是导致 PCR 失败的最主要原因。变性温度过高对聚合酶的活性也有影响。一般情况下，93~95℃变性 30~60s。

②退火温度与时间：退火温度是影响 PCR 特异性的重要因素。选择较高的退火温度可大大减少引物和模板间的非特异性结合，提高 PCR 反应的特异性。但退火温度过高会影响引物和模板间的结合，从而降低 PCR 反应的效率。一般情况下，退火温度与时间设置范围为 42~68℃退火 30~60s。退火温度与时间的选择要考虑引物的长度、碱基组成及其浓度、靶基因序列的长度等因素。复性温度一般低于引物 T_m 值 5~10℃。

③延伸温度与时间：PCR 反应的延伸温度一般选择在 70~75℃，常用温度为 72℃，过高的延伸温度不利于引物和模板的结合。PCR 延伸反应的时间可根据待扩增片段的长度而定，一般扩增 1kb 以内的靶序列延伸 1min。3~4kb 的靶序列需 3~4min；扩增 10kb 需延伸至 15min。对低浓度模板的扩增，延伸时间可以延长。但是延伸时间过长，则会导致非特异性扩增。

（2）循环次数：循环次数决定 PCR 扩增程度。PCR 循环次数主要取决于模板 DNA 的浓度。一般的循环次数选在 25~45 次之间。循环次数越多，非特异性产物越多。

4）PCR 过程中的污染

PCR 反应具有极高的灵敏性，因此极其微量的污染也会造成非特异性扩增。PCR 过程中应严格防止标本、试剂、操作等造成的污染，并且通过建立对照试验以及重复性试验等方法对污染进行监测。

（1）污染原因：扩增产物的污染是实验中最常见的问题，极微量的扩增产物污染就可造成假阳性。实验室中克隆质粒的污染比较常见。PCR 试剂亦可以被核酸模板污染，因此，在试剂配制过程中，所有试剂都应尽量小量分装，以减少重复加样次数。吸样枪污染会导致样品间的交叉污染，必须加以注意。加样或吸取时要十分小心，吸时要慢，吸取尽量一次性完成，忌多次抽吸，以免交叉污染或产生气溶胶污染；同时，要注意操作时不要剧烈地摇动反应管，开盖时也容易造成气溶胶污染。每次操作完毕后，要进行台面消毒和紫外线照射消毒；PCR 反应前后的处理最好在不同的操作区内进行。

（2）对照试验。阳性对照是 PCR 反应是否成功的一个重要的参考标志。阳性对照可以选择扩增好的产物，或含有扩增片段的重组质粒。阴性对照包括：①标本对照：如被检的标本是血清，就用鉴定为阴性的正常血清作对照；②试剂对照：在 PCR 试剂中不加模板进行 PCR 扩增，以监测试剂是否污染。

4. 聚合酶链反应-单链构象多态（PCR-SSCP）技术

聚合酶链反应-单链构象多态（polymerase chain reaction-single strand conformation polymorphism，PCR-SSCP）技术是在 PCR 技术基础上发展起来的一种简单、快速、经济的用来检测 PCR 反应产物中单碱基突变（点突变）的技术手段。该技术方法已被用于基因突变的筛查检测，遗传病的致病基因分析和基因诊断，基因制图等领域。

单链 DNA 片段呈复杂的空间折叠构象，这种立体结构主要是由其内部碱基配对等分子内相互作用力来维持的，当有一个碱基发生改变时，会或多或少地影响其空间构象，使构象发生改变。空间构象有差异的单链 DNA 分子在聚丙烯酰胺凝胶中受排阻大小不同。在 SSCP 测定中，双链 DNA（dsDNA）被变性成为单链 DNA（ssDNA），每一条单链 DNA 都基于它们的内部序列而呈现出一种独有的折叠构象，即使同样长度的 DNA 单链，因其碱基顺序不同，甚至单个碱基的不同，也会形成不同的构象。这些单链 DNA 在非变性条件下用非变性聚丙烯酰胺凝胶电泳分离时，其迁移率和带型取决于分子的构象以及电泳时的温度。当 SSCP 用于检查 PCR 扩增产物的基因突变时，称为 PCR-SSCP 技术。

RCR-SSCP 基本过程是：PCR 扩增靶 DNA；将特异的 PCR 扩增产物变性，而后快速复性，使之成为具有一定空间结构的单链 DNA 分子；将适量的单链 DNA 进行非变性聚丙烯酰胺凝胶电泳；最后，通过放射性自显影、银染或溴化乙锭显色分析结果。

若发现单链 DNA 带迁移率与正常对照的相比发生改变，就可以判定该链构象发生改变，进而推断该 DNA 片段中有碱基突变。该方法简便、快速、灵敏，不需要特殊的仪器，适合临床实验的需要。但它也有不足之处，例如，只能作为一种突变检测方法，如要最后确定突变的位置和类型，还需进一步测序；电泳条件要求较严格；另外，由于 SSCP 是依据点突变引起单链 DNA 分子立体构象的改变来实现电泳分离的，这样就可能会出现当某些位置的点突变对单链 DNA 分子立体构象的改变作用甚微时，聚丙烯酰胺凝胶电泳无法分辨，造成漏检。尽管如此，该方法和其他方法相比，仍有较高的检测率。首先，它可以发现靶 DNA 片段中未知位置的碱基突变，经实验证明，小于 300bP 的 DNA 片段中的单碱基突变 90% 可通过 SSCP 检出。另外，SSCP 方法可通过聚丙烯酰胺凝胶电泳将不同迁移率的突变单链 DNA 分离，并且还可以进一步提纯，并最终从 DNA 序列水平上鉴别突变 DNA 片段。

第7章　生化与分子生物学基本实验

实验一　物质定量分析：BCA 法测定血清蛋白质的浓度

实验目的

知晓分子生物学实验室注意事项和实验报告的书写要求。

知晓蛋白质定量常用方法的原理以及优缺点。

通过 BCA 法测蛋白质含量的实验操作，熟练使用微量移液器和酶标仪。

理解物质定量的基本原则以及吸光光度法定量的原理，并学会应用标准管法和标准曲线法计算物质的浓度。

实验原理与操作

一、蛋白质含量常用测定方法

蛋白质是生物高分子化合物，其结构复杂、种类繁多、功能各异，分子量相差很大。目前测定蛋白质含量的方法很多，各有其特点和局限性，见表 7.1。

表 7.1　　　　　　　　　　　常用的测定蛋白质含量方法的比较

方法	测定范围（μg/mL）	蛋白质的差异	最大吸收波长（nm）	特点
凯氏定氮法		小		方法经典，准确
紫外分光光度法	100~1000	大	280	灵敏，快速，可回收
双缩脲法	1000~10000	小	540	重复性、线性关系好
酚试剂法（Lowry）	30~500	大	650	灵敏，但干扰物质较多
考马斯亮蓝 R-250	10~1000	大	595	灵敏，简单，但误差较大
BCA	20~2000	大	562	灵敏，稳定，干扰因素少

酚试剂法（lowry method）原理：蛋白质中含有酚基的酪氨酸，可使酚试剂中的磷钨酸-磷钼酸还原而呈蓝色，颜色深浅与蛋白质含量成正比。

BCA 法原理：利用 BCA（bicinchoninic acid，二辛可宁酸）对一价铜离子（Cu^+）的高敏感性及特异性结合的特点，首先在碱性溶液中，使蛋白质将二价铜离子（Cu^{2+}）还原成 Cu^+，后者与 BCA 试剂形成一种在 562nm 处具有最大吸收的紫色复合物，复合物的吸光度与蛋白质浓度在 $20\sim2000\mu g/mL$ 范围内成正比。

考马斯亮蓝染色法（coomassie blue staining）：又称 Bradford 法，属于染料结合法的一种。考马斯亮蓝 R-250 游离状态下呈红色，最大光吸收在 488nm；当它与蛋白质结合后变为青色，蛋白质-色素结合物在 595nm 波长下有最大光吸收。其光吸收值与蛋白质含量成正比例。

双缩脲法原理：含有两个或两个以上肽键的蛋白质或多肽，在碱性溶液中可与 Cu^{2+} 作用生成紫红色络合物，在 540nm 波长处有最大吸收。在一定浓度范围内，紫红色络合物颜色的深浅与蛋白质的浓度成正比。

紫外吸收法原理：由于蛋白质中酪氨酸和色氨酸残基的苯环含有共轭双键，因此蛋白质具有紫外吸收的性质，其最大吸收峰在 280nm 波长处。在此波长时，蛋白质溶液的吸光度（A_{280}）与其含量成正比，可用作定量测定。由于核酸在 280nm 波长处也有光吸收，对蛋白质的测定有干扰作用，但核酸的最大吸收峰在 260nm 处，因此可同时测定 280nm 和 260nm 的光吸收，通过经验公式计算可消除其对蛋白质测定的影响。

凯氏定氮法是经典的蛋白质定量方法。由于蛋白质含氮量比较恒定，该方法通过样品含氮量的检测，进而推算样品中蛋白质含量。

二、BCA 法测定血清蛋白质的浓度

利用 BCA（bicinchoninic acid，二辛可宁酸）对一价铜离子（Cu^+）的高敏感性及特异性结合的特点，首先在碱性溶液中，使蛋白质将二价铜离子（Cu^{2+}）还原成 Cu^+，后者与 BCA 试剂形成一种在 562nm 处具有最大吸收的紫色复合物，复合物的吸光度与蛋白质浓度在 $20\sim2000\mu g/mL$ 范围内成正比。

$$蛋白质+Cu^{2+} \xrightarrow[H_2O]{OH^-} Cu^+ \xrightarrow[BCA\ 试剂]{} 紫色复合物$$

（一）试剂

（1）BCA 试剂：
甲液：BCA 二钠盐 1g，$Na_2CO_3 \cdot H_2O$ 2g，酒石酸钠 0.16g，NaOH 0.4g，$NaHCO_3$ 0.95g，溶于 80mL 蒸馏水中，用 1mol/L NaOH 调 pH 值至 11.25，定容至 100mL。
乙液：$CuSO_4 \cdot 5H_2O$ 4g，蒸馏水溶解后，定容至 100mL。
临用前取甲液 100mL，乙液 4mL 混合备用。
（2）双蒸水（ddH_2O）。
（3）$500\mu g/mL$ 蛋白标准液：牛血清白蛋白 50mg，用 0.9% NaCl 溶解并定容至 100mL。
（4）待测蛋白质溶液：浓度在 1mg/mL 左右的稀释血清或待测蛋白质。

（二）操作步骤

（1）取 0.5mL 血清在 50mL 容量瓶中定容，得到待测蛋白质溶液（稀释样品）。

（2）在酶标板中分别建立标准管、待测管和空白管（设复孔，本次实验 2 人/组，每组使用 2 条酶标孔条。上样体积为 μL）。见表 7.2。

表 7.2　　　　　　　　　　　　　BCA 法测蛋白质含量（微量法）

试剂	空白	1	2	3	4	5	待测 1	待测 2	待测 3
BSA 标准溶液（500μg/mL）	0	2.5	5	10	15	20			
稀释样品							20	10	5
PBS 溶液	20	17.5	15	10	5	0	0	10	15
BSA 终浓度（μg/mL）	0	62.5	125	250	375	500	?	?	?
BCA 工作液	200μL								

37℃ 孵箱保温 30min，在微量分光光度计上读取 562nm 光密度。结果以 xls 输出并在桌面上保存，下课时以 U 盘拷贝。

（3）血清蛋白质溶液浓度的计算。以标准曲线法和标准管对照法处理数据得到结果，并比较分析。见表 7.3。

表 7.3　　　　　　　　　　　　　BCA 法测定蛋白质浓度

	空白	标准 1	标准 2	标准 3	标准 4	标准 5	待测 1	待测 2	待测 3
第一组 A_{562} 数据（$A_N - A_空$）									
第二组 A_{562} 数据（$A_N - A_空$）									
BSA 溶液浓度（μg/mL）	0	62.5	125	250	375	500	?	?	?

以 BSA 浓度为横轴，以各孔的 A_{562} 为纵轴作图得标准曲线，通过查找法得出稀释标本浓度

①标准曲线法：以标准蛋白浓度为横坐标，以吸光度值为纵坐标，绘制标准曲线。根据待测蛋白样品的 A_{562} 值，即可从标准曲线上查出相应的蛋白质浓度。

②标准管对照法：利用下述公式求出待测蛋白质溶液浓度（标准管可选 3 号管）：

$$血清蛋白质含量（g\%）= \frac{A_{测定}}{A_{标准}} \times 标准管蛋白质含量 \times 稀释倍数$$

（三）注意事项

（1）注意定量的可靠性和可重复性（复孔，样品稀释到标准直线范围）。

（2）BCA 法操作简单，灵敏度与 Folin-Lowry 法相近，稳定性好，对不同蛋白质的变异系数甚小，且试剂十分稳定，对时间控制不需十分严格。工作范围为 20～2000μg/mL。

（3）抗干扰能力强，反应不受 SDS、Triton X-100、盐酸胍、尿素等试剂的影响。

（4）BCA 法颜色随时间的延长而加深，反应速度随温度升高而加快。对低浓度样本适

合在较高温度孵育，或适当延长孵育时间。

（5）推荐使用 Excel 处理数据并打印。

☞ 思考题

　　1. 试管中加入 BCA 试剂的作用是什么？

　　2. BCA 法测定蛋白质浓度的有哪些优缺点？

实验二　核酸的分离纯化与鉴定

实验目的

　　通过在真核细胞中抽提基因组 DNA 或总 RNA，熟悉核酸分离、纯化和鉴定的基本原理和过程。

　　理解电泳基本原理和能分析其影响因素。

　　学会高速离心机和超微量紫外分光光度计的使用，并能熟练实施核酸的琼脂糖凝胶电泳。

实验原理与操作

一、小鼠肝细胞基因组 DNA 的提取

（一）原理

采用基因组 DNA 提取试剂盒进行，肝组织匀浆裂解细胞，利用蛋白酶 K 消化蛋白质，然后采用特异性结合 DNA 的离心吸附柱和独特的缓冲液系统，高效、专一吸附 DNA，最大限度去除杂质蛋白及细胞中其他有机化合物。

（二）试剂

基因组 DNA 提取试剂盒。

（三）操作步骤

（1）先将小鼠肝组织匀浆处理为细胞悬液（50mg/2mL），然后取 50μL 细胞悬液加 150μL 缓冲液 GA。注意：如果需要去除 RNA，可加入 5μL RNase A（10mg/mL）溶液，混匀后室温放置 5min。

（2）加入 20μL 蛋白酶 K 溶液，在恒温混旋仪中 56℃ 放置 60min，涡旋速度设为 300rpm 最低转速恒温混匀。

（3）加入 200μL 缓冲液 GB，充分颠倒混匀，70℃放置 10min。此时溶液应变清亮，短暂离心。注意：加入缓冲液 GB 时可能会产生白色沉淀（DNA），一般 70℃放置时会消失。如溶液未变清亮，说明细胞裂解不彻底（含蛋白质），可能导致提取 DNA 量少和提取出的 DNA 不纯。

（4）加 200μL 无水乙醇，颠倒混匀，短暂离心以去除管盖内壁的液滴。注意：加入无水乙醇后可能出现絮状沉淀，但不影响 DNA 提取。

（5）将上一步所得溶液和絮状沉淀都加入一个吸附柱中（吸附柱放入收集管中），12000rpm（～13400×g）离心 30s，倒掉收集管中的废液，将吸附柱放回收集管中。

（6）向吸附柱中加入 500μL 缓冲液 GD（使用前请先检查是否已加入无水乙醇），12000rpm 离心 30s，倒掉收集管中的废液，将吸附柱放回收集管中。

（7）向吸附柱中加入 600μL 漂洗液 PW（使用前请先检查是否已加入无水乙醇），12000rpm 离心 30s，倒掉收集管中的废液，将吸附柱放回收集管。

（8）重复操作步骤（7）。

（9）12000rpm 空管离心 2min，倒掉废液。将吸附柱室温放置 5min，以彻底晾干吸附材料中残余的漂洗液。

（10）将吸附柱转入一个干净的离心管中，向吸附膜中间位置悬空滴加 50～200μL 洗脱缓冲液 TE，室温放置 2～5min，12000rpm 离心 2min。注意：为增加基因组 DNA 的得率，可将离心得到的溶液再加入吸附柱中，室温放置 2min，12000rpm 离心 2min。

（11）对 DNA 产物进行紫外法和琼脂糖凝胶电泳，以鉴定其纯度和质量。其余可长期保存在-20℃，以防 DNA 降解。

（四）注意事项

（1）混匀时，应颠倒混匀，动作要轻柔，以免破坏核酸分子的完整性。
（2）加洗脱缓冲液之前，吸附柱要充分晾干，避免乙醇残留影响 DNA 的溶解和洗脱。

☞ 思考题

　　1. 分离纯化基因组 DNA 时，如何去除样品中混杂的 RNA 和蛋白质？
　　2. DNA 提取过程中各试剂的作用分别是什么？

二、TRIzol 法提取小鼠肝细胞总 RNA

（一）原理

细胞内大部分 RNA 均与蛋白质结合在一起，以核蛋白形式存在。由于 RNA 酶广泛存在，为获得高质量未降解的 RNA，必须使用 RNA 酶抑制剂或采用破碎细胞和灭活 RNA 酶同步进行的方法。本实验采用 TRIzol 法提取小鼠肝组织细胞 RNA。Trizol 试剂是一种新型总 RNA 抽提试剂，是一种含有异硫氰酸胍和酚的单相液，能迅速破碎细胞，抑制细胞释放出的核酸酶。TRIzol 主要成分的作用是酚裂解细胞，使细胞中的蛋白质和核酸解聚。酚还变性蛋白质，部分抑制 RNA 酶活性。解偶联剂异硫氰酸胍是一类强力的蛋白质变性剂，可溶解蛋白质，并使蛋白质二级结构消失，细胞结构降解，核蛋白解离。0.1% 8-羟基喹啉与氯仿联合使用，可增强对 RNase 的抑制。β-巯基乙醇主要破坏 RNase 蛋白质中的二硫键。TRIzol 使样品匀浆化，细胞裂解，溶解细胞内含物，所含的 RNase 抑制剂可保持RNA 的完整性。在加入氯仿离心后，溶液分为水相和有机相，pH4.0 的酚使 DNA 沉淀到中间相，而 RNA 分布在水相中。最后经异丙醇沉淀水相中的 RNA，溶解得到纯化的细胞总 RNA。TRIzol 试剂可同时分离一个样品的 RNA、DNA 和蛋白质。存在于有机相的 DNA和蛋白质用乙醇和异丙醇连续沉淀而分别分离，得到的 DNA 大小约 20kb，适用于 PCR 的模板；回收的蛋白质主要用于免疫印迹分析。

（二）试剂

（1）TRIzol 试剂；
（2）氯仿/异戊醇（24：1V/V）；
（3）75%乙醇（用 DEPC 处理水配制）；
（4）异丙醇；
（5）0.1%DEPC 处理过的 ddH$_2$O。

（三）操作步骤

（1）取 50mg 鼠肝组织置匀浆器中，加入 1.1mL TRIzol 冰上匀浆，将匀浆液 1mL 转至Ep 管中，室温放置 5min，使核蛋白复合物充分解离；
（2）加入 0.2mL 氯仿，振荡 15s，静置 2min。
（3）4℃ 离心，12000rpm×15min，取上清 500μL 转至新 Ep 管。
（4）加入 0.5mL 纯异丙醇，混匀，室温静置 10min。
（5）4℃ 离心，14000rpm 离心 15min，弃上清。
（6）加入 1mL 预冷的 75%乙醇（轻轻洗涤）。14000rpm 离心 5min，弃上清，于室温下5~10min 晾干蒸发掉微量乙醇（RNA 不可完全干燥）。
（7）加入 50μL 双蒸水溶解（60℃助溶 15min）。

（四）注意事项

（1）Trizol 试剂有腐蚀性，在配制和使用过程中应戴手套，并注意眼部防护。如皮肤接触 Trizol，应立即用大量去垢剂和水冲洗。
（2）提取 RNA 的样本最好是新鲜生物组织或培养细胞，本法可用于 1~10mg 组织或10^2~10^{5}个细胞 RNA 的提取，RNA 得率为 1~10μg/mg 组织或 1~15μg/10^{6}细胞。
（3）操作过程中应避免内外源性 RNA 酶对 RNA 的降解，保证低温条件，所用玻璃器皿应在使用前于 180℃ 的高温下干烤 6~9h，所用塑料器皿如 Ep 管、Tip 头可用 0.1%DEPC（焦磷酸二乙酯）的水浸泡后高压处理，配制溶液应用 0.1% DEPC 水，在 37℃ 处理

12h 以上，然后高压除去残留的 DEPC。最好有一套专用的移液器。

（4）本法制备的 RNA 应无 DNA 和蛋白质污染，可直接用于 Northern 杂交分析、cDNA 合成和体外转录。纯化的 RNA A_{260}/A_{280} 通常在 1.8~2.0 中间，如低于 1.7，则需要进一步纯化。

（5）为使 RNA 免受 RNase 的降解，有以下三种常用 RNA 贮存方法：

①用去离子甲酰胺溶解并贮存于 −20℃。可直接用于凝胶电泳分析、RT-PCR 或 RNase 保护实验。如有必要，可用 4 倍体积的乙醇沉淀回收 RNA。

②用含 0.1%~0.5% SDS 的 TE（pH7.6）或含 0.1mmol/L EDTA（pH7.5）的 DEPC 处理过的水溶解，并贮存于 −80℃。在使用前，需用氯仿抽提和乙醇沉淀除去 SDS。

③悬浮溶解的 RNA 沉淀物贮存于 −20℃ 的乙醇中。

☞ 思考题

　　RNA 提取过程中如何防止内源性及外源性 RNA 酶对 RNA 的降解？

三、提取的核酸样品完整性、纯度和浓度的鉴定

（一）DNA 的琼脂糖凝胶电泳

1. 原理

利用琼脂糖作为电泳支持介质，带负电荷的 DNA 分子在电场中受到电荷效应、分子筛效应向正极移动的过程中，因其大小及构象差别而呈现迁移率的差异，对于线性 DNA 分子，其电场中的迁移率与其分子量的对数值成反比。

2. 操作步骤

（1）琼脂糖凝胶板的制备：将 1% 琼脂糖凝胶加热溶化均匀，倒入封好的凝胶槽，厚度为 3~5mm，放置样品梳（距底板 0.5~1mm），检查梳子齿间有无气泡，待凝胶冷却成形后取出梳子及隔板，放入水平电泳槽中，0.5×TBE 缓冲液淹没过胶面 1~2mm 为止。

（2）取 5μL DNA 样品以及 DNA 分子量标准液，按照以下体系加 DNA 染料预染，室温放置 10min（注意避光）：

DNA 5μL；SYBR Green I 1μL；10×凝胶上样缓冲液 1μL。

（3）上样，并记录上样顺序。

（4）电泳：电压每厘米凝胶 2~10V，待溴酚蓝移至凝胶的 2/3 距离时，关闭电源（电泳期间注意避光，以免 DNA 染料淬灭）。

（5）检测：取出凝胶块，然后置紫外透射反射分析仪上观察，可见绿色的 DNA 区带。记录结果，结合 DNA Marker 估算样品大小。

3. 注意事项

（1）DNA 样品中盐浓度会影响 DNA 的迁移率，平行对照样品应使用同样的缓冲液。

（2）根据样本 DNA 的大小选择合适的凝胶浓度，否则会影响电泳分离效果。

（3）注意电泳期间，电泳槽盖要安全盖好，以防止缓冲液蒸发。应常更新电泳缓冲液，以保持电泳所需的离子强度和 pH 值。

（4）置备凝胶板时应避免出现气泡，以免影响电泳结果。

☞ **思考题**

1. 凝胶上样缓冲液中的甘油、溴酚蓝、二甲苯青分别有什么作用？
2. 本实验得到的 DNA 样品是否有 RNA 的污染？如何判断？

（二）RNA 的甲醛变性凝胶电泳

1. 原理

变性凝胶电泳可用于分离和纯化单链核酸，在核苷酸碱基配对抑制剂（甲醛、甲酰胺或尿素等）存在的情况下，RNA（或 DNA）的迁移率和碱基的组成及构象无关，其电泳迁移率与分子量的对数呈反比关系，可用于 RNA 的分级分离、Northern 杂交、测定 RNA（或 DNA）的长度及回收寡核苷酸。

2. 试剂

（1）5×MOPS 缓冲液：0.1mol/L 3-（N-玛琳代）丙磺酸（MOPS）（pH7.0），40mmol/L NaAc，5mmol/L EDTA（pH8.0）。20.6g MOPS 溶于 800mL 经用 DEPC 处理的 50mmol/L NaAc 中，用 2mol/L NaOH 调 pH 值至 7.0，加 10mL 0.5mol/L EDTA（pH8.0），再加 ddH$_2$O 定容至 1L。用 0.2μm 微孔滤膜过滤除菌，室温避光保存，或高压消毒灭菌。

（2）37%甲醛 12.3mol/L（AR 级，pH>4）。

（3）去离子甲酰胺。

（4）10×凝胶上样缓冲液：50%甘油，1mmol/L EDTA（pH8.0），0.25%溴酚蓝，0.25%二甲苯青 FF，经 DEPC 处理后高压灭菌。

（5）RNA 荧光染料 SYBR Green II，原液为 10000×，取相应体积稀释 100 倍后使用。

3. 操作步骤

（1）用 MOPS 缓冲液配制 1%甲醛变性琼脂糖凝胶（含 2.2mol/L 甲醛），配制比例为 5×MOPS：热熔（60℃）的 2%琼脂糖凝胶：甲醛=1.1：3.5：1.0

（2）在 Ep 管中混合下列液体，以制备变性的 RNA：

RNA（最高可达 30μg）4.5μL；5×甲醛凝胶电泳缓冲液 2μL；甲醛 3.5μL；甲酰胺 10μL。

65℃温育 15min，然后在冰浴速冷 10min，离心使液体集中于管底。

（3）在变性 RNA 样品中加 4μL RNA 染料 SYBR Green II 预染，10×凝胶上样缓冲液 3μL，室温放置 20min（注意避光）。

（4）上样，并记录上样顺序。

（5）电泳：电压每厘米凝胶 2~10V，待溴酚蓝移至凝胶的 2/3 距离时，关闭电源。电泳期间注意避光，以免染料淬灭。

（6）检测：取出凝胶块，然后置紫外透射反射分析仪上观察，可见绿色的 RNA 区带。记录并分析结果。无 RNA 降解时，可见 28S RNA 和 18S RNA 条带的比值约为 2：1。

4. 注意事项

甲醛有毒，配置与操作甲醛应在化学通风橱中进行。

☞ **思考题**

　　1. 实验中为何要对 RNA 样品进行变性处理？
　　2. 如何鉴定 RNA 样品的纯度、浓度与完整性？

（三）紫外分光光度法分析核酸的纯度及浓度

1. 原理

核酸和蛋白质分子都可以吸收紫外线。核酸分子中的碱基基团含有共轭双键，故能吸收紫外线，其最大吸收峰在 260nm 波长处；蛋白质分子的最大吸收峰则在 280nm 波长处。DNA 浓度（$\mu g/\mu L$）$= A_{260} \times 50 \times$ 稀释倍数/1000。RNA 的浓度（$\mu g/\mu L$）$= A_{260} \times 40 \times$ 稀释倍数/1000。

在鉴定核酸分子的纯度时，常用 260nm 和 280nm 光吸收的比值来判断。若 $A_{260}/A_{280} \approx$ 1.8，说明提取的 DNA 分子纯度较好，样本中蛋白质含量低；若 $A_{260}/A_{280} > 1.8$，说明 DNA 样本中有 RNA，可用 RNA 酶处理样品；若 $A_{260}/A_{280} < 1.7$，说明样品中存在蛋白质，应再用酚/氯仿抽提，乙醇沉淀纯化 DNA。而 A_{230} 是碳水化合物和一些有机试剂的最高吸收峰；A_{340} 则是表示样品溶液的浑浊度，若不为 0，则说明样品中有悬浮物。若为 RNA 纯品，则 $A_{260}/A_{280} = 2.0$。若 RNA 样品 $A_{260}/A_{280} < 2.0$，也应考虑再用酚/氯仿抽提。若核酸样品 $A_{260}/A_{230} < 2.0$，则考虑盐未除尽。

2. 试剂

（1）待测核酸样本。

（2）TE buffer 或双蒸水。

3. 操作步骤

（1）开机：打开 NanoDrop 2000 仪器电源，打开电脑，点开软件，选择 DNA 选项。

（2）清洗基座点样孔：取 2μL 空白对照（TE buffer 或双蒸水）加在仪器底部基座中央，轻轻放下样品臂，再抬起样品臂，用无尘纸擦拭基座。至少重复 1 次。

（3）调零：取 2μL 空白对照（TE buffer 或双蒸水）加在仪器底部基座中央，轻轻放下样品臂，点击软件页面的 Blank 进行调零。

（4）样品检测：取 2μL 样品加在仪器底部基座中央，轻轻放下样品臂，点击软件页面的 Measure 进行检测。若有多个样品，直接继续加样进行检测，无需重复 Blank 步骤。

（5）读取数据：读取数据并记录。

（6）关机：当检测完成后，抬起样品臂，并用干净的无尘纸把上下基座上的样品擦干净，可以避免样品在基座上残留，随后依次关闭软件、仪器、电脑。

4. 注意事项

（1）本法不能区分 DNA 和 RNA，也不能用于核酸粗制品的测定。

（2）空白对照需和样品洗脱液为同一种液体。

（3）注意检测加样前，要充分混匀待测样本。

（4）虽然不需要在每个样品之间进行空白校准，但在检测多个样品时，最好每 30min 进行一次空白校准。30min 后，最后一次做空白检测的时间将显示在软件下面的状态栏上。

☞ **思考题**

1. 紫外分光光度法测定核酸样品含量有何优缺点？
2. 核酸降解对本实验结果会有什么影响？
3. 如果 DNA 的 $A_{260}/A_{280}<1.6$，会是什么原因造成的？如何解决？
4. 如果 RNA 的 $A_{260}/A_{280}>2.1$，会是什么原因造成的？如何解决？

实验三 蛋白质分离纯化与鉴定

实验目的

知晓层析的主要分类，熟悉柱层析的基本操作步骤。

理解离子交换层析分离混合氨基酸的原理。

理解凝胶过滤分离牛血清白蛋白和胰岛素的原理。

知晓聚丙烯酰胺凝胶聚合原理及其影响因素。

熟悉聚丙烯酰胺凝胶的制备以及不连续 SDS-PAGE 电泳的基本操作。

实验原理与操作

一、离子交换层析分离混合氨基酸

（一）原理

离子交换层析是根据待测物质的阳离子或阴离子和相对应的离子交换剂间的静电结合，即根据物质的酸碱性、极性等差异，通过离子间的吸附和解析附的原理将电解质溶液各组分分开。由于不同的物质所带电荷不同，其对离子交换剂就会有不同的亲和力，通过改变洗脱液的离子强度和 pH 值，就可使这些组分按亲和力大小顺序依次从层析柱中洗脱下来。

　　氨基酸是两性电解质，分子上的净电荷取决于氨基酸的等电点和溶液的 pH 值。各种氨基酸性质各异，在同一 pH 值时所带电荷的性质和数量不同，与离子交换剂的亲和力不同，因此可以被洗脱液依次洗脱下来，达到分离的目的。

　　本实验采用磺酸型阳离子交换树脂(732 型)分离酸性氨基酸(天冬氨酸，Asp，pI = 2.97)和碱性氨基酸(赖氨酸，Lys，pI = 9.74)的混合液。用 pH5.3 的洗脱液进行洗脱时，由于洗脱液的 pH 值低于 Lys 的 pI，Lys 可解离成阳离子结合在树脂上；而此时的 pH 值高于 Asp 的 pI，Asp 解离成阴离子，不能被树脂吸附而直接流出层析柱。用 pH12 的洗脱液进行洗脱时，由于洗脱液的 pH 值高于 Lys 的 pI，Lys 又解离成阴离子从树脂上被交换下来，通过改变洗脱液的 pH 值，可使它们被分别洗脱而达到分离的目的。

（二）试剂

　　(1)树脂：磺酸型阳离子交换树脂(732 型)。
　　(2)洗脱液：
　　①0.45mol/L 柠檬酸缓冲液(pH5.3)：柠檬酸($C_6H_8O_7 \cdot H_2O$)285g；NaOH 186g；溶于蒸馏水中，浓 HCl 约 105mL 调 pH 值至 5.3，蒸馏水稀释定容至 10L；
　　②0.01mol/L NaOH 缓冲液(pH12)：取 4g NaOH 溶于蒸馏水，并稀释至 10L。
　　(3)0.02mol/L HCl。
　　(4)样品液：0.005mol/L 天冬氨酸和赖氨酸的 0.02mol/L HCl 混合溶液。
　　(5)显色剂(茚三酮溶液)：2g 茚三酮溶解于 100mL 无水乙醇中。

（三）操作步骤

　　(1)树脂的处理：市售新树脂的处理及浮选的方法参照有关手册。
　　(2)装柱：将层析柱垂直装好，关闭柱底出口，在柱内注入约 2cm 高的 pH5.3 柠檬酸缓冲液。将浮选后已转为钠型的树脂置于烧杯内，加进 1~2 倍体积的柠檬酸缓冲液，经抽气处理后，搅成悬浮状，沿柱内壁细心地将柱灌满。装柱时不要太快，以免产生气泡。待树脂在柱底部逐渐沉积 2~3cm 高时，慢慢打开柱底出口，继续加注树脂悬液，直至柱体装到 8cm 高度为止。在装柱时，要避免使柱内液体流干而使装柱失败。
　　(3)平衡：柱装好后接上恒流泵，用柠檬酸缓冲液以 24mL/h 的流速平衡，直到流出液的 pH 值与洗脱液的相同为止(用 pH 试纸检查)。此过程需要 2~4 倍柱体积。
　　(4)加样与洗脱：移去柱上的液器塞，打开柱底出口，小心使柱内液体流至柱表面时即行关闭。吸取 0.5mL 氨基酸混合样品溶液，沿柱壁小心加入柱中，加样时不要过快，以免冲坏树脂表面，加样后慢慢打开柱底阀，使液面与树脂面相齐时关闭。用洗脱液反复清洗柱内壁四周 2~3 次。洗涤后，用缓冲液在柱内加到 1~2cm 高的液层，然后接上恒流泵，调流速至 0.5mL/min，开始洗脱。
　　(5)收集：柱流出液可用自动分部收集器或以刻度试管人工收集。按每管 3mL 先收集

5 管。

（6）更换洗脱液、收集：关闭恒流泵及柱底阀，将洗脱液更换为 NaOH 缓冲液（pH12），然后按上面同样方法继续收集第 6 到 12 管。

（7）重新平衡：洗脱完毕后，换用柠檬酸缓冲液（pH5.3）重新平衡，以便层析柱下次使用。

（8）测定：将收集的各管编号后，分别取 0.5mL 收集液于一洁净的干试管中，加入 1mL pH5.3 柠檬酸缓冲液，0.25mL 茚三酮试剂，混合后在 100℃ 水浴上加热 10min。然后用流水冷却 5～10min，加 3mL 60% 乙醇稀释，摇匀后在 570nm 处比色测定，以吸光度值为纵坐标，收集的管数或毫升数为横坐标绘制洗脱曲线。

（9）柱再生：对于装好的柱，使用几次后，需用 0.2mol/L NaOH 溶液洗脱，再用蒸馏水洗至中性，即可重复使用。

（四）注意事项

（1）市售干树脂的处理办法：先经水充分溶胀后，倾去上面的泥状细粒，反复洗几次，直到水澄清为止，然后经浮选得到颗粒大小合适的树脂，浮选后用 4 倍量的 2mol/L HCl 和 2mol/L NaOH 依次浸洗，每次 30min，换酸或碱时，用水先将树脂洗至中性。最后，树脂应处理至溶液无黄色。此时再用 1mol/L NaOH 使树脂转为钠型（对于其他的转型，要视实验和树脂的情况而定），用蒸馏水洗至中性备用。

（2）氨基酸的测定一般要求在 pH5 左右，这样在本实验中，改变 pH 值后的洗脱液就不能直接进行测定。所以在上述操作步骤第（8）步测定时要加入 1mL pH5.3 柠檬酸缓冲液。

（3）控制洗脱速度，洗脱太快会影响分离效果。

☞ 思考题

　　本实验分离的两种氨基酸，是否可以采用阴离子交换树脂分离？请说明理由。

二、凝胶层析分离牛血清白蛋白与胰岛素

（一）原理

凝胶层析是按溶质分子大小不同而进行分离的一种层析技术，当溶质分子大小不同的样品溶液通过凝胶柱时，由于凝胶颗粒内部的网络结构具有分子筛作用，分子大小不同的溶质就会受到不同的阻滞作用。分子量大的物质不易进入凝胶颗粒内部的网孔，只能从凝胶颗粒间隙通过，因而所受到的阻滞作用小，先流出层析柱；分子量小的物质易进入凝胶内部网孔，所受到的阻滞作用大，洗脱流程长，后流出层析柱，分子量不同的物质因此得

以分离。本实验牛血清白蛋白(BSA，MW 66.430kD)与胰岛素(insulin，MW 0.5734kD)混合物通过 SephadexG-50 凝胶柱，用去离子水洗脱，从 BioLogic LP 层析仪可直接观察到分子量大小不同的物质相互分离。

（二）试剂

（1）Sephadex G-50(细粒)；
（2）胰岛素；
（3）牛血清白蛋白(BSA 溶液)10mg/mL。

（三）操作步骤

（1）凝胶处理：将凝胶放入水中浸泡 6h(或沸水浴中 2h)。浸泡后搅动凝胶再静置，待凝胶沉积后，倾去上层细粒悬液，如此反复多次。将浸泡后的凝胶用 10 倍量的洗脱液处理约 1h，搅拌后继续去除上层细粒悬液。

（2）装柱：垂直装好层析柱(高 25cm，内径 1cm)，旋紧下盖，向层析柱内加入蒸馏水达柱总长度约 1/4。然后将处理好的凝胶在烧杯内用 2 倍的溶液调成悬浮液，自柱顶端沿管内壁缓缓加入柱中至柱顶，打开底部出水口，随着水的流出，不断注入搅拌的凝胶混悬液，直至床体积沉降至离柱顶为 3~4cm 为止(操作中注意防止产生气泡与分层)。

（3）平衡：柱装好后，旋紧上盖，接上恒流泵，打开出口，用 2 倍于床体积的洗脱液平衡，流速 0.5mL/min，使层析柱压实并平衡。注意调节流速，以防止流速过快及出现干柱现象。

（4）层析床校正：首先肉眼观察层析床是否均匀，有无气泡和分层，床表面是否平整，然后用蓝色葡聚糖进行层析效果的检查。在层析柱中加入 1mL(2mg/mL)蓝色葡聚糖 2000，然后用洗脱液进行洗脱(流速同前)，如移动的指示剂色带狭窄、均一，则说明装柱良好，检查后再经洗脱平衡即可使用，否则就应重新装柱。

（5）样品的处理：将 BSA 溶液和胰岛素以 5∶3 的比例混合，制成混合上样液。

（6）加样与洗脱：打开层析柱底部出口，使柱内溶液流至床表面时关闭，吸样品液 0.5mL 沿内壁轻轻转动加样，加完后，再打开底端出口，使样品流至床表面。用少量洗脱液同样清洗床表面 1~2 次，然后将洗脱液加至层析柱上口以下 1cm 处。接上恒流泵，调好流速，开始洗脱。也可将样品液注入层析仪上样环中，采用自动上样。

（7）收集：自动分部收集，10 滴/min，2min/管。层析仪上观察层析峰出现，分别收集，完全洗脱下来后关闭出口。

（四）注意事项

（1）市售凝胶如需彻底处理，可在溶胀后再用 0.5mol/L NaOH-0.5mol/L NaCl 溶液在室温中浸泡 30min，但必须避免在酸或碱中加热。用过的凝胶柱再生时，可用 0.1mol/L NaOH-0.5mol/L NaCl 溶液洗涤，以去掉堵住凝胶孔的杂质，然后用蒸馏水洗至中性备用。

(2)层析柱是否均匀是实验的关键。好的层析柱可使混合样品分离迅速,各色带相对集中,无拖尾现象。

(3)装柱过程要仔细,层析前、层析中要避免出现干柱现象。

(4)注意加样与洗脱过程中防止冲坏床表面,否则会使层析效果不佳。

☞ 思考题

影响凝胶层析效果的因素有哪些?

三、SDS-PAGE 测定蛋白质分子量

(一)原理

蛋白质在十二烷基硫酸钠(SDS)和 β-巯基乙醇或二硫苏糖醇(DTT)的作用下,分子中的二硫键还原、氢键等打开,形成 1.4g SDS/1g 蛋白质比例的 SDS-蛋白质多肽复合物,带大量负电荷,掩盖不同蛋白质间原有的电荷差别,同时,SDS 与蛋白质结合后还引起蛋白质构象的改变,使之形成形状一致的长椭圆棒(不同蛋白质的短轴相同,长轴与蛋白质分子量的函数有关)。因此,蛋白质分子在电场中向正极移动,且电泳迁移率与其分子量大小有关,而与所带电荷、形状无关,主要通过浓缩效应、分子筛效应浓缩和分离蛋白质多肽链,用于测定蛋白质单链的分子量。蛋白质的分子量与电泳迁移率间的关系可表示为

$$\lg MW = a - bR_f$$

式中,MW 代表蛋白质多肽链的分子量,a 代表常数,b 代表斜率,R_f 代表相对迁移率。

将待测蛋白质与几种已知分子量的标准蛋白质在同一条件下进行电泳,利用已知分子量蛋白质的电泳迁移率和分子量的对数作出标准曲线,再根据未知蛋白质的电泳迁移率查标准曲线,即可求得待测蛋白质的分子量。

(二)试剂

(1)30%凝胶贮存液:丙烯酰胺(Acr)29g,N,N-亚甲基双丙烯酰胺(Bis)1g,蒸馏水溶解后,37℃促溶,定容至 100mL,放置于棕色瓶中 4℃保存。

(2)10% SDS 溶液:SDS 10g,蒸馏水溶解后,定容至 100mL。

(3)1.5mol/L 分离胶缓冲液(pH8.8):Tris 碱 18.17g,溶于 80mL 蒸馏水中,用 10mol/L HCl 调 pH 值至 8.8,定容至 100mL。

(4)1.0mol/L 浓缩胶缓冲液(pH6.8):Tris 碱 12.11g,溶于 80mL 蒸馏水中,用 10mol/L HCl 调 pH 值至 6.8,定容至 100mL。

(5)电极缓冲液贮存液(5×,pH8.3):Tris 碱 15.1g,甘氨酸 94g,10% SDS 50mL,溶于 900mL 蒸馏水中,定容至 1L(pH8.3)。

(6)10%过硫酸铵(AP)溶液:称取 AP 1g,蒸馏水溶解后定容至 10mL(临用前配制)。

（7）10% TEMED。

（8）2×SDS 凝胶上样缓冲液：100mmol/L Tris-Cl（pH6.8），100mmol/L 二硫苏糖醇（DTT），4% SDS（电泳级），0.2%溴酚蓝，20%甘油。

（9）脱色液：甲醇 400mL，蒸馏水 500mL，冰醋酸 100mL。

（10）染色液：考马斯亮蓝 R-250 0.25g，用洗脱液溶解后定容至 100mL。

（11）标准蛋白质：

兔磷酸化酶 B MW 97400U；

牛血清白蛋白 MW 66200U；

兔肌动蛋白 MW 43000U；

牛碳酸酐酶 MW 31000U；

胰蛋白酶抑制剂（大豆）MW 20100U；

鸡蛋清溶菌酶 MW 14400U。

（三）操作步骤

（1）垂直板电泳装置的准备：按说明书装好垂直板型电泳装置。有些厂家的装置需用 0.8~1.0%琼脂糖凝胶将玻片与橡胶、橡胶与电泳槽的接缝封好，以防聚丙烯酰胺凝胶及缓冲液的渗漏。

（2）分离胶的制备：按以下操作配制 15mL 12% 的分离胶溶液：

蒸馏水 4.8mL；

凝胶贮存液 6.0mL；

分离胶缓冲液（pH8.8）3.8mL；

10% SDS 150μL；

10% AP 150μL；

10% TEMED 100μL。

立即混匀，倒入垂直玻板之间，之后于凝胶上层缓慢加入蒸馏水约 1cm 高，封隔氧气及保证胶面平整，放置 20~30min 待凝胶形成。

（3）浓缩胶的制备：待分离胶凝固后，将蒸馏水倒出，并用滤纸将余下的蒸馏水吸干净，然后按以下操作配制 5mL 5%浓缩胶溶液：

蒸馏水 3.34mL；

凝胶贮存液 0.83mL；

浓缩胶缓冲液（pH6.8）0.63mL；

10% SDS 50μL；

10% AP 50μL；

10% TEMED 100μL。

立即混匀，倒于分离胶之上，迅速插入点样梳，约 30min 凝胶形成。凝胶完全凝固后，加入电极缓冲液，小心取出点样梳，然后接通电源，上槽负极，下槽正极。

（4）样品的制备：取等体积的蛋白质样品液和 2×SDS 凝胶上样缓冲液，混匀后于

100℃沸水浴 3~5min，冷却后上样。

（5）上样：将已加上样缓冲液的标准蛋白质样品及待测样品分别加入样品槽内。每孔上样量为 20~100μg 蛋白质。

（6）电泳：打开电源，电压调至 80V，样品在浓缩胶中电泳大约 20min，待样品中溴酚蓝指示剂进入分离胶后，将电压调至 150V，电泳直至溴酚蓝达到凝胶底部，关闭电源。

（7）染色、脱色：电泳结束后，小心剥出凝胶，切下一角作为加样标志，置一平皿内，加染色液浸泡至少 1h 或过夜；再将凝胶浸于脱色液中，每隔 2h 换一次脱色液，直到背景无色、蛋白质条带清晰为止。

（8）分子量的测定：

①标准曲线的制备：以凝胶的前沿或迁移距离最大的标准蛋白质为参考点，计算每种标准蛋白质的相对迁移率（M_R）：

$$M_R = \frac{蛋白质从原点迁移的距离}{从原点到参考点的距离}$$

以 M_R 值为横坐标，以标准蛋白质分子量为纵坐标，在半对数纸上作图，即为蛋白质分子量标准曲线。

②待测样品分子量的测定：计算出待测蛋白质的相对迁移率，查标准曲线便可知其分子量。

（四）注意事项

（1）Acr 和 Bis 是神经毒剂，配制凝胶溶液时应戴手套，避免与皮肤接触。聚合后的凝胶被认为是无毒的，但应注意其中可能残留少量未聚合的单体。没有聚合的丙烯酰胺不要倾倒于水源附近。

（2）Acr、Bis 和 TEMED 均应贮存在棕色瓶中。Acr 和 Bis 在低温下稳定，4℃下能保存 1~2 个月。可测定 pH 值（4.9~5.2）来检查是否失效。

（3）配制凝胶要迅速，催化剂 TEMED 要在注胶前再加入。注胶过程最好一次性完成，以避免凝胶不均匀。凝胶聚合好的标志是胶与水层之间重新形成清晰的界面。

（4）此法可检测到 0.1μg 以上的单一条带的蛋白质。蛋白加样量要合适，一个样品的 0.25μg 某种蛋白质，即可观察到其电泳带，而如果有 20~100μg，`则该泳道便超载了。

（5）如要加快脱色速度，可在 45℃下脱色，或在脱色液中加入数克阴离子交换树脂或海绵吸附染料。

（6）凝胶不应贮存在脱色液中，会导致蛋白带褪色。

（7）用 SDS 处理样品的同时用巯基乙醇或 DTT 处理，完全打开蛋白质内的二硫键，使很多不溶性蛋白质溶解，而与 SDS 定量结合。对于由亚基或两条以上肽链组成的蛋白质，测定的是它们的亚基或单条肽链的 MW。

（8）有些蛋白质不能用 SDS-PAGE 测定分子量，如电荷异常或构象异常的蛋白质，带有较大辅基的蛋白质（某些糖蛋白）以及一些结构蛋白，如胶原蛋白等。一般至少采用两种方法测定未知样品的分子量，以互相验证。

☞ **思考题**

1. 如何保证聚丙烯酰胺凝胶的正常聚合？
2. SDS 凝胶上样缓冲液中各试剂有何作用？

实验四 酶 学 分 析

实验目的

理解酶活性测定的基本原则。

学会建立酶活性测定反应体系，根据酶活性单位定义以及 Lambert-Beer 定律计算酶活性单位，并且应用 Lineweaver-Burk 作图法求 K_m 值。

通过酶法分析实验检测血液常见生化指标并分析其在疾病诊断中的应用。

正确操作凝胶电泳分离血清乳酸脱氢酶同工酶，并分析同工酶的组织分布特异性以及临床意义。

实验原理与操作

一、血清谷丙转氨酶活性测定（改良 Mohun 法）

（一）原理

血清谷丙转氨酶（ALT/GPT）以丙氨酸和 α-酮戊二酸为底物，催化的反应是：

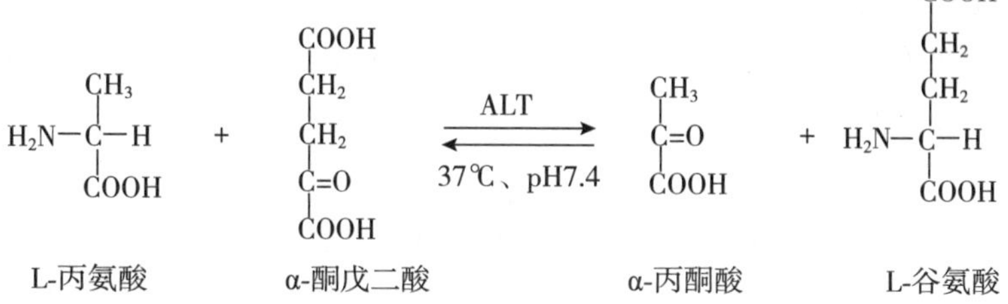

ALT 活性测定的方法很多，主要有两类：一是卡门氏（Karman）分光光度法，二是比色测定法。

卡门氏分光光度法的原理如下：

$$\text{丙氨酸} + \alpha\text{-酮戊二酸} \xrightleftharpoons{\text{ALT}} \text{丙酮酸} + \text{谷氨酸}$$

由于 NADH 在波长 340nm 处有特异吸收峰，因此 ALT 的活性可通过 NADH 的减少量，即通过 340nm 吸光度的减少量间接作出定量测定。此法酶活性的单位定义是：在规定条件下（25℃，340nm，光径 1cm）下，1mL 血清每分钟使光密度值降低 0.001 时为 1 单位。这一方法特异性高，不受干扰，因此准确性高，但需要在反应体系中加入指示酶 LDH 及其辅酶 NADH，又需用紫外分光光度计，因此不易为一般临床化验室推广。

比色测定法目前国内常用的有三种方法：金氏法（king 法）、穆氏法（Mohun 法）及赖氏法（Reitman-Frankel 法），均依据同样的原理而设计：

血清中 ALT 以丙氨酸和 α-酮戊二酸为反应底物，催化生成丙酮酸和 L-谷氨酸。

生成的丙酮酸可与起终止和显色作用的 2,4 二硝基苯肼发生加成反应，生成丙酮酸-2,4-二硝基苯腙，进而在碱性环境中生成红棕色的苯腙硝醌化合物，其颜色的深浅在一定范围内与丙酮酸的生成量，即与 ALT 活性的高低成正比关系。据此与同样显色处理的丙酮酸标准液相比较，便可算出血清中 ALT 的活性。

α-酮戊二酸亦可与 2,4-二硝基苯肼作用，生成 α-酮戊二酸二硝基苯腙而影响测定结果，但后者在 520nm 的光吸收远较丙酮酸二硝基苯腙为低，通过设立对照可一定程度上消除其影响。

三种比色测定法所用试剂、操作步骤及作用温度等也基本相同，只是这些实验的作用时间及活性单位定义不同。因此，测定同一份血清的转氨酶活性，用不同方法测算，其值不一样，它们的正常值范围也可有显著差异。

本实验采用改良穆氏法（Mohun 法），其单位定义：每毫升血清在 37℃、pH7.4 的条件下，与底物作用 30min 后，每生成 2.5μg 丙酮酸为 1 个活性单位。正常参考值为 2~40 单位。

（二）试剂

1. 0.1mol/L 磷酸盐缓冲液（pH7.4）

（1）0.1mol/L 磷酸二氢钾溶液：准确称取 KH_2PO_4 13.614g 溶于少量双蒸水后转至 1L 容量瓶中，加双蒸水至刻度；混匀。

（2）0.1mol/L 磷酸氢二钠溶液：准确称取无水 Na_2HPO_4 14.196g 溶于少量双蒸水后转移至 1L 容量瓶中，加双蒸水至刻度；混匀。

取 0.1mol/L 磷酸二氢钾溶液 2 份与 0.1mol/L 磷酸氢二钠溶液 8 份混合，即得 0.1mol/L 磷酸盐缓冲液（pH7.4）。

2. ALT 底物液

称取 DL-丙氨酸 1.78g，α-酮戊二酸 29.2mg 置于烧瓶内，加 0.1mol/L 磷酸盐缓冲液（pH7.4）约 80mL 溶解后，加 1mol/L NaOH 校正 pH 值至 7.4（约加 0.1mL），再以缓冲液加到 100mL（可在冰箱中保存数周）。若浑浊，则弃之不用。

3. 丙酮酸标准溶液（200μg/mL）

准确称取丙酮酸钠 62.5mg 溶于少量 0.1mol/L 磷酸盐缓冲液（pH7.4）中，转至 250mL 容量瓶中，继续加磷酸盐缓冲溶液至刻度。混匀后置，用冰箱保存。不宜久存。

4. 2,4-二硝基苯肼溶液

称取 2,4-二硝基苯肼 100mg，加入约 200mL 1mol/L HCl 中。加热溶解后，冷却后用 1mol/L HCl 定容至 500mL。贮于棕色瓶中，置冰箱保存，可用半月。

5. 0.4mol/L NaOH 溶液

（三）操作步骤

取 4 支试管，做好标记，按表 7.4 操作。

表 7.4

试剂（mL）	测定管（1）	测定空白管（2）	标准管（3）	标准空白管（4）
ALT 底物液	0.5	—	0.5	0.5
37℃水浴保温 5min				
血清	0.1	0.1	—	—
丙酮酸标准溶液（200μg/mL）	—	—	0.1	—
磷酸盐缓冲液	—	—	—	0.1
混匀，37℃水浴保温 30min（准确计时）				
2,4-二硝基苯肼溶液	0.5	0.5	0.5	0.5
ALT 底物液	—	0.5	—	—
混匀，37℃水浴保温 20min				
0.4mol/L NaOH	5.0	5.0	5.0	5.0

混匀各管，室温放置 10min 后，在 30min 内读取 520nm 的吸光度值，以蒸馏水调零。

（四）计算

计算公式为

$$\text{ALT 活力单位}(\text{Mohun's Unit}) = \frac{A_1 - A_2}{A_3 - A_4} \times \frac{20}{2.5} \times \frac{1}{0.1}$$

（五）临床意义

ALT 广泛存在于机体的各种组织中，以肝脏含量最为丰富，但正常人血清中 ALT 酶活性低。当肝脏有病变时，ALT 大量释放入血液，导致血清中 ALT 酶活性增高。测定血清中 ALT 酶活性是检查肝功能的重要指标之一。ALT 活性显著增高主要见于急性肝炎及中毒性肝细胞坏死，中度或轻度增高见于肝癌、肝硬化及胆道疾病患。另外，其他脏器或组织的疾病，如心肌梗死和骨骼肌损伤时，也可见血清 ALT 活性增加。

（六）注意事项

（1）若所得吸光度值过高超过标准直线范围，表示酶活性过高，应将血清稀释后再进行鉴定，结果乘以稀释倍数。

（2）温度、pH 值及保温时间对酶的活力测定影响很大，因此操作时应注意准确掌握。

（3）血清标本不能溶血，最好在采血之当日进行测定，贮存于 4℃ 中 1~2 天尚可用。

☞ 思考题

1. 反应管中加入 2.4-二硝基苯肼溶液有何作用？
2. 实验中为什么要设立标准空白管和测定空白管？
3. 试根据 Lambert-Beer 定律及酶活力单位定义推导计算公式。

二、底物浓度对酶活性的影响——碱性磷酸酶 K_m 值的测定

（一）原理

Michaelis-Menten 在研究底物浓度与酶促反应速度的定量关系时，推导出了酶促反应动力学的基本公式，即

$$v = \frac{V_{max} \cdot [S]}{K_m + [S]}$$

式中，v 表示酶促反应速度；V_{max} 表示酶促反应最大速度；$[S]$ 表示底物；K_m 表示米氏常数。

本实验采用双倒数法，即 Lineweaver-Burk 作图法来测定碱性磷酸酶的 K_m 值。

$$\frac{1}{v} = \frac{K_m}{V_{max}} \cdot \frac{1}{[S]} + \frac{1}{V_{max}}$$

以 $1/v$ 对 $1/[S]$ 作图，可得一直线，将该直线反向延伸与 x 轴相交，其交点即为 $(-1/K_m, 0)$。具体原理如下：

以不同浓度的磷酸苯二钠作为碱性磷酸酶的底物，在最适条件下（pH10.0 和 37℃），准确反应 15min。在碱性条件下产物酚可以与酚试剂作用生成蓝色化合物，该蓝色化合物在 650nm 波长比色，色泽深浅与光密度成正比。反应式如下：

然后，以光密度直接表示不同底物浓度时的酶反应速度，即以光密度的倒数作纵坐标，以底物浓度的倒数作横坐标，按 Lineweaver-Burk 作图法求出 K_m 值。

(二)试剂

1. 酚试剂(见实验一)

2. 2.5mmol/L 磷酸苯二钠基质液

磷酸苯二钠 635mg，蒸馏水溶解后，定容至 1000mL，加氯仿数滴以防腐，置于冰箱中可保存 1 年之久。

3. 0.04mol/L 碱性缓冲液(pH10)

无水 Na_2CO_3 6.36g，$NaHCO_3$ 3.36g，900mL 蒸馏水溶解后，调 pH 值至 10，定容至 1L。

4. 碱性磷酸酶液

碱性磷酸酶 1mg，加水 3~4mL 溶解，置于冰箱内可保存 5 周左右。

(三)操作步骤

(1)取 6 支干净试管，按表 7.5 操作。

表 7.5

试剂(mL)	1	2	3	4	5	6
2.5mmol/L 磷酸苯二钠	0.2	0.4	0.6	0.8	1.0	1.0
蒸馏水	0.8	0.6	0.4	0.2	—	—
碱性缓冲液	1.0	1.0	1.0	1.0	1.0	1.0
混匀后，37℃水浴 5min						

续表

试剂(mL)	1	2	3	4	5	6
碱性磷酸酶液	0.1	0.1	0.1	0.1	0.1	—
混匀后，37℃水浴15min(准确计时)						
酚试剂	1.0	1.0	1.0	1.0	1.0	1.0
碱性磷酸酶液	—	—	—	—	—	0.1
10% Na_2CO_3	3.0	3.0	3.0	3.0	3.0	3.0

(2)混匀后，37℃水浴15min。以第6管调节零点，在650nm波长处读取各管 A_{650} 值。

(3)将各管 A_{650} 值和底物浓度 $[S]$ 记入表7.6。

表7.6

管号	A_{650}	$1/A_{650}$	$[S]$	$1/[S]$
1				
2				
3				
4				
5				

(4)以 $1/A_{650}$ 对 $1/[S]$ 按 Lineweaver-Burk 作图法作图，求出碱性磷酸酶的 K_m 值。

(四)注意事项

(1)加入碱性磷酸酶液的量要准确，否则误差较大。

(2)酶促反应的保温时间要准确。

☞ 思考题

1. 为什么酶促反应速度以初速度来表示？

2. 如果反应体系中加入竞争性抑制剂，Lineweaver-Burk 作图曲线会有何变化？

三、常见血液生化指标的酶终点法分析

酶具有高度专一性和高度催化效率，因此可以利用酶来检测体液中某些物质的含量来辅助诊断疾病。酶法分析中的终点测定法(终点法)广泛应用于血液生化指标的检测。本实验利用终点法检测血清中甘油三酯、胆固醇和葡萄糖的含量。

（一）酶法测定血清甘油三酯

1. 原理

血清中的甘油三酯（triglyceride，TG）首先经脂蛋白脂酶（lipoprotein lipase，LPL）作用，水解为甘油和游离脂肪酸，甘油在 ATP 和甘油激酶（glycerokinase，GK）的作用下，生成 3-磷酸甘油，3-磷酸甘油再经磷酸甘油氧化酶（glycerophosphate oxidase，GPO）氧化，生成磷酸二羟丙酮和过氧化氢（H_2O_2）。最后，H_2O_2、4-氨基安替比林（4-AAP）及 4-氯酚在过氧化物酶（peroxidase，POD）作用下，生成红色醌类化合物，其红色深浅与 TG 的浓度成正比。

$$甘油三酯 + H_2O \xrightarrow{\text{脂蛋白脂酶}} 甘油 + 游离脂肪酸$$

$$甘油 + ATP \xrightarrow{\text{甘油激酶}} 甘油\text{-}3\text{-}磷酸 + ADP$$

$$3\text{-}磷酸甘油 + O_2 \xrightarrow{\text{磷酸甘油氧化酶}} 磷酸二羟丙酮 + H_2O_2$$

$$2H_2O_2 + 4\text{-}氨基安替比林 + 4\text{-}氯酚 \xrightarrow{\text{过氧化物酶}} 红色醌类化合物 + 4H_2O$$

2. 试剂

（1）甘油三酯工作液配制如表 7.7 所示。

表 7.7

试　　剂	终　浓　度
磷酸盐缓冲液（pH7.0）	40mmol/L
脂蛋白脂酶	≥150U/L
甘油激酶	≥0.4U/L
磷酸甘油氧化酶	≥1.5U/mL
过氧化物酶	≥5000U/L
ATP	1.0mmol/L
4-AAP	0.25mmol/L
4-氯酚	25mmol/L

（2）甘油三酯标准液（100mg/dL 或 1.14mmol/L）。

3. 操作步骤

（1）按表 7.8 操作，将溶液分别加入微量滴定板不同的孔中（可以设复孔）。

表 7.8

试　剂（μL）	空白	标准	测定
血清	—	—	5
甘油三酯标准液	—	5	—
蒸馏水	5	—	—
甘油三酯工作液	200	200	200

(2)混匀，勿产生气泡。37℃孵育 10min，冷却至室温。以微量滴定板酶标仪读取每孔 500nm 波长下吸光度值。标准溶液和测定溶液的吸光度值要分别减去空白溶液的平均吸光度值。

4. 计算

计算公式为

$$血清 \ TG(mmol/L) = \frac{A_{测}}{A_{标}} \times 标准液浓度$$

5. 参考值

血清 TG 正常范围：$0.55 \sim 1.70$mmol/L；临界阈值：2.30mmol//L；危险阈值：4.50mmol/L。

6. 临床意义

(1)血清 TG 增高常见于冠心病、原发性高脂血症、动脉硬化症、肥胖症、阻塞性黄疸、糖尿病、肾病综合征等。

(2)血清 TG 降低常见于甲状腺功能亢进症、肾上腺皮质功能减退或肝功能严重低下等。

7. 注意事项

(1)血清 TG 易受饮食的影响，在进食脂肪后可以观察到血清中 TG 明显上升，$2\sim4$h 内即可出现血清混浊，8h 以后接近空腹水平。因此，采血须在空腹 12h 后进行，且 72h 内不饮酒，否则会使检测结果偏高。标本 4℃ 存放不宜超过 3 天，避免 TG 水解，释放出甘油。

(2)本实验中所用酶试剂在 4℃ 避光保存，至少可稳定 3 天至 1 周，出现红色时不可再用，试剂空白的吸光度应 ≤0.05。

(3)本实验没有进行抽提和吸附，所以血清中游离的甘油对 TG 测定结果有一定的影响。

(4)本实验的线性上限为 11.3mmol/L，若所测 TG 值超过了 11.0mmol/L，则可用生理盐水稀释后再测。

(5)因为 LPL 除水解 TG 外，亦能水解甘油一酯和甘油二酯(血清中这二者的浓度约占 TG 的 3%)，所以本实验测定结果包含了后二者的值。

(6)本实验介绍的是一步终点法，具有简便、快速、微量且试剂较稳定等优点，适用于手工和自动化测定；其主要缺点是所测 TG 值包括了血清中游离的甘油。

☞ **思考题**

LPL 基因缺陷患者血液中甘油三酯水平会有何变化？试解释其原因。

(二)酶法测血清胆固醇

1. 原理

胆固醇工作液中含有三种酶：胆固醇酯酶、胆固醇氧化酶和过氧化物酶，它们呈连锁催化三种反应。反应中产生 H_2O_2 与 4-氨基安替比林、4-氯酚结合成红色的醌亚胺。在一定浓度范围内，红色的深浅与胆固醇的量成正比。用同样的方法处理标准胆固醇，即可求出血清中胆固醇的含量。反应式如下：

$$胆固醇脂 + H_2O \xrightarrow{胆固醇酯酶} 胆固醇 + 脂肪酸$$

$$胆固醇 + O_2 \xrightarrow{胆固醇氧化酶} 4\text{-}胆甾\text{-}3\text{-}烯酮 + H_2O_2$$

$$2H_2O_2 + 4\text{-}氨基安替比林 + 4\text{-}氯酚 \xrightarrow{过氧化物酶} 红色醌类化合物 + 4H_2O$$

酶法测胆固醇，方法灵敏、快速、特异性高；血清无须预处理，用量少，试剂温和，可用于自动分析。

2. 试剂

（1）胆固醇工作液配制如表 7.9 所示。

表 7.9

试　　剂	终　浓　度
磷酸盐缓冲液（pH6.5）	40mmol/L
胆固醇酯酶	≥150U/L
胆固醇氧化酶	≥100U/L
过氧化物酶	≥5000U/L
4-AAP	0.25mmol/L
4-氯酚	25mmol/L

（2）胆固醇标准液（200mg/dL 或 5.17mmol/L）。

3. 操作步骤

（1）按表 7.10 操作，将溶液分别加入微量滴定板不同的孔中（可以设复孔）。

表 7.10

试剂（μL）	空白	标准	测定
血清	—	—	5
胆固醇标准液	—	5	—
蒸馏水	5	—	—
胆固醇工作液	200	200	200

（2）混匀，勿产生气泡。37℃孵育 10min，冷却至室温。以空白管调零，以微量滴定板酶标仪读取每孔 500nm 波长下吸光度值。标准溶液和测定溶液的吸光度值要分别减去空白溶液的平均吸光度值。

4. 计算

主算公式为

$$血清总胆固醇（mmol/L）= \frac{A_{测}}{A_{标}} \times 标准液浓度$$

5. 临床意义

（1）血清胆固醇的正常范围：2.8～5.7mmol/L（1.01～1.56mg/mL）。流行病学调查表明，血清胆固醇水平与冠心病的发生成正相关。

（2）血浆中 75%的胆固醇由低密度脂蛋白输送，目前认为低密度脂蛋白是致动脉粥样硬化的因素之一。因此，测定血清总胆固醇在一定程度上可反映低密度脂蛋白的水平。

6. 注意事项

（1）检测结果的准确与否关键在于样品或试剂的加量，微量可调移液器加入孔内的速度及移液器的角度应一致。

（2）酶试剂盒配备的总胆固醇标准液保存不稳定，在使用中无水乙醇易挥发。尤其是在微量试验加标准液时，因量少、挥发快，易使测定结果偏高。操作时，可以先加样品，最后加标准液，并立即在标准液孔内加入胆固醇工作液。酶法测胆固醇最好用已知胆固醇浓度血清作标准。

☞ **思考题**

如何检测血液中 LDL-C 以及 HDL-C 的含量？

（三）酶法测定血液葡萄糖

1. 原理

葡萄糖在葡萄糖氧化酶催化下，生成葡萄糖酸及过氧化氢。反应中产生 H_2O_2 与 4-氨基安替比林、4-氯酚结合成红色的醌亚胺。在一定浓度范围内，红色的深浅与葡萄糖的量成正比。用同样的方法处理标准葡萄糖，即可求出血清中葡萄糖的含量。反应式如下：

$$葡萄糖 + H_2O + O_2 \xrightarrow{\text{葡萄糖氧化酶}} 葡萄糖酸 + H_2O_2$$

$$2H_2O_2 + 4\text{-氨基安替比林} + 4\text{-氯酚} \xrightarrow{\text{过氧化物酶}} 红色醌类化合物 + 4H_2O$$

2. 试剂

（1）葡萄糖工作液配制如表 7.11 所示。

表 7.11

试剂	终浓度
葡萄糖氧化酶	≥15U/mL
过氧化物酶	≥1.5U/mL
4-AAP	0.25mmol/L
4-氯酚	0.75mmol/L

(2)葡萄糖标准液(100mg/dL 或 5.55mmol/L)。

3. 操作步骤

(1)按表 7.12 操作,将溶液分别加入微量滴定板不同的孔中(可以设复孔)。

表 7.12

试剂(μL)	空白	标准	测定
血清	—	—	5
葡萄糖标准液	—	5	—
蒸馏水	5	—	—
葡萄糖工作液	200	200	200

(2)混匀,勿产生气泡。37℃孵育 10min,冷却至室温。以空白管调零,以微量滴定板酶标仪读取每孔 500nm 波长下吸光度值。标准溶液和测定溶液的吸光度值要分别减去空白溶液的平均吸光度值。

4. 计算

计算公式为

$$血糖(mg/dL) = \frac{A_{测}}{A_{标}} \times 标准液浓度$$

5. 参考值

血浆或血清:3.9~6.1mmol/L(70~110mg/mL)。

6. 临床意义

血糖水平受激素的严格调控。胰岛素降低血糖,其他的激素,如肾上腺素、生长激素、糖皮质激素等升高血糖。血糖水平在生理和病理条件下会产生波动,可产生低血糖和高血糖。临床糖尿病的诊断和胰岛素治疗疗效的监测中经常需要测定血糖。

7. 注意事项

(1)葡萄糖氧化酶对 β-D 葡萄糖高度特异,葡萄糖的完全氧化需要 α 型到 β 型的变旋反应,延长孵育时间可达到完成自发变旋过程。新配制的葡萄糖标准液主要是 α 型,故须放置 2h 以上(最好过夜),待变旋平衡后方可应用。

(2)葡萄糖氧化酶法可直接测定脑脊液葡萄糖含量,但不能直接测定尿液葡萄糖含量，因为尿液中尿酸等干扰物质浓度过高，可干扰过氧化物酶反应，造成结果假性偏低。

（3）严重黄疸、溶血及乳糜样血清应先制备无蛋白血滤液，然后再进行测定。

☞ 思考题

1. 本实验中，蒸馏水和葡萄糖标准液的作用分别是什么？

2. 血液中的一些还原性物质如尿酸、维生素 C、胆红素和谷胱甘肽等会影响实验结果吗？为什么？

四、血清乳酸脱氢酶同工酶酶谱分析

（一）原理

血清中的乳酸脱氢酶（LDH）同工酶有五种，由 H（心肌型）和 M（骨骼肌型）两类亚基组成，分别称为 LDH1（H4）、LDH2（H3M）、LDH3（H2M2）、LDH4（HM3）、LDH5（M4）。由于不同 LDH 同工酶亚基组成不同，其分子大小不同，并且由于 H 亚基比 M 亚基含更多的酸性氨基酸残基，在同一 pH 值溶液中所带电荷不同，因此，不同 LDH 同工酶在电场中的泳动速度不同而分离开来。电泳分离后，将凝胶置于基质显色液中保温，显示出 LDH 同工酶区带显色机理如图 7-1 所示。

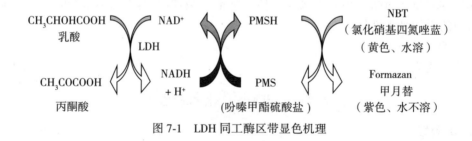

图 7-1　LDH 同工酶区带显色机理

（二）试剂

1. 30%凝胶贮存液

丙烯酰胺（Acr）29g，N，N-亚甲基双丙烯酰胺（Bis）1g，蒸馏水溶解后，37℃促溶，定容至 100mL，放置于棕色瓶中 4℃保存。

2. 1.5mol/L 分离胶缓冲液（pH8.8）

Tris 碱 18.17g，溶于 80mL 蒸馏水中，用 10mol/L HCl 调 pH 值至 8.8，定容至 100mL。

3. LDH 电泳缓冲液贮存液（5×，pH8.3）

Tris 碱 15.1g，甘氨酸 94g，溶于 900mL 蒸馏水中，定容至 1L（pH8.3）。

4. 10%过硫酸铵(AP)溶液

称取 AP 1g，蒸馏水溶解后定容至 10mL(临用前配制)。

5. 10% TEMED

6. 2×LDH 上样缓冲液：

100mmol/L Tris-Cl(pH6.8)，0.2%溴酚蓝，20%甘油。

7. 乳酸钠溶液

取浓乳酸(85%)2.0mL，以 1.0mol/L NaOH 调 pH 至中性。

8. 0.1%吩嗪甲酯硫酸盐(PMS)液

称取 PMS 100mg，新鲜蒸馏水溶解，定容至 100mL，置棕色瓶内，冰箱保存备用。

9. 1.0%氧化型 NAD$^+$液

称取 NAD+钠盐 100mg，新鲜蒸馏水溶解，定容至 10mL。

10. 0.1%氯化硝基四氮唑蓝(NBT)液

称取 NBT 100mg，新鲜蒸馏水溶解(稍加热助溶)，定容至 10mL。

11. 基质显色液(临用前配制)

取 7 号液 4.5mL，8 号液 1.2mL，9 号液 4.5mL，10 号液 12.0mL 混匀，即为基质显色液。

(三)操作步骤

(1)电泳槽安装：见实验三中"SDS-PAGE 测定蛋白质分子量"。

(2)非变性聚丙烯酰胺凝胶的制备：按照表 7.13 制备分离胶溶液，用一次性吸管轻轻混匀，将溶液注入垂直玻璃板之间内，直至与"U"形玻璃板边缘平齐，插入制孔梳子。放置 30~45min 待凝胶聚合。

表 7.13

ddH$_2$O	2.35mL
1.5M Tris-HCl, pH8.8	5.0mL
凝胶储存液(30%)	2.5mL
10% AP	75μL
10% TEMED	75μL
总体积	10.0mL

(3)样品制备：取小鼠组织：心、肝、脾、肾，其中肝脏 50mg，其他三种组织各100mg，分别加入 2mL 蒸馏水，用玻璃匀浆器进行匀浆，将匀浆液倒入或用移液器转移入干净的 EP 管中，12000rpm 离心 1min，取 100μL 上清与等体积 2 倍上样缓冲液混合。

(4)点样：将支架放入电泳槽内，向两侧玻璃板中间倒入 LDH 电泳缓冲液，直至液面与塑料挡板平齐，拔出点样梳。向上样孔中按照心、肝、脾、肾的顺序依次加入 5~

10μL 样本，在空的点样孔中加入 10μL 2 倍上样缓冲液。

（5）电泳：盖上盖子，插入电极孔中，注意红色对正极、黑色对负极。将电压调至 110V，开始电泳，约 70min 后即可终止电泳。提出支架，将电泳液回收至缓冲液瓶中。

（6）显色与保温：电泳终止前配制显色剂，避光保存于暗处。电泳结束后，拔出固定玻璃板的楔子，将玻璃板拿出，用拨胶板轻轻撬动玻璃板间隙，使玻璃板分开，取出凝胶，放入玻璃皿中，将玻璃皿放入 45℃ 恒温箱中，均匀滴加显色剂于凝胶上，避光保温 2~5min，待 LDH 同工酶区带清晰显出后，即可取出观察。取出后，需用清水洗去显色剂。从正极到负极依次为 LDH1、LDH2、LDH3、LDH4 及 LDH5。

（四）临床意义

正常血清 LDH 同工酶谱分布：LDH1 占 24%~34%；LDH2 占 35%~44%；LDH3 占 19%~27%；LDH4 占 0%~5%；LDH5 占 0~2%。急性心肌梗死发作后，早期血中 LDH1、LDH2 活性增高，但 LDH1 增高更早，更明显，故导致 LDH1/LDH2 比值上升，比值大于 1 有诊断意义。病毒性心肌炎、风湿性心肌炎、克山病等亦有类似变化。肝脏疾病患者可出现 LDH5 活力大于 LDH4，而总活力可能不高，故 LDH5 活力上升可能是肝细胞坏死诊断指标。而急性肝炎、中毒性肝炎患者 LDH4、LDH5 及总活力均上升。60% 白血病患者出现 LDH3、LDH4 升高。

（五）注意事项

（1）样品要新鲜。样品处理和电泳过程尽量保持低温，以保持酶的活性。
（2）加样时勿溢出样品孔。
（3）显色时要注意避光。

☞ **思考题**

酶谱分析实验如何保持样品中酶的活性？

实验五　质粒 DNA 的提取、酶切和电泳分析

实验目的

质粒是常用的分子克隆载体。重组质粒 DNA 导入宿主细胞后，通过酶切和电泳鉴定可判断目的 DNA 片段是否成功插入到质粒中。

通过本实验熟悉重组质粒 DNA 的 SDS-碱裂解法小量制备、限制性内切酶酶切以及非变性聚丙烯酰胺凝胶电泳分离小分子双链 DNA 片段的基本操作。

实验原理与操作

一、SDS-碱裂解法小量制备质粒 DNA

（一）原理

首先以 EDTA、溶菌酶和表面活性剂（SDS）等破膜溶菌；pH12.0~12.6 的碱性环境使细菌染色体 DNA 氢键断裂，双链解开变性，而质粒 DNA 双链为共价闭合环状结构，处于拓扑缠绕状态，并不完全分离；当用乙酸钾高盐溶液调节 pH 恢复至中性时，质粒 DNA 易恢复天然超螺旋构型，而细菌染色体不能复性，从而相互交联形成不溶性网状结构。细菌染色体与不稳定的大分子 RNA、蛋白质-SDS 复合物等形成的沉淀可通过离心去除。可用利用特定 DNA 吸附膜选择性地吸附与解吸附进行纯化或用酚、氯仿抽提方法进一步纯化质粒 DNA。

（二）试剂

质粒 DNA 提取试剂盒组成如下：

50mg/mL RNase A；

Buffer S1：细菌悬浮液。加入 RNase A 后，混合均匀，4℃贮存；

Buffer S2：细菌裂解液（含 SDS/NaOH）；

Buffer S3：中和液；

Buffer W1：洗涤液；

Buffer W2：去盐液。使用前，按试剂瓶上指定的体积加入无水乙醇（可用 100%乙醇或 95%乙醇），混合均匀；

Eluent：洗脱液，室温密闭贮存。

（三）操作步骤

（1）培养细菌：将含质粒的大肠杆菌接种到 1.5~3mL 含相应抗生素的 LB 培养基，37℃培养过夜（12~16h）。

（2）收集培养菌液 1.5~3mL 于 Ep 管中，10000rpm 离心 1min，弃上清。

（3）加 250μL Buffer S1（含 RNase A）振荡，充分重悬菌体。

（4）加入 250μL Buffer S2，温和充分上下翻转 4~6 次混匀（不要剧烈振荡）至透亮溶液，此步骤不超过 5min（切勿超时）。

（5）加入 350μL Buffer S3，温和充分上下翻转 6~8 次，10000rpm 离心 10min。

（6）小心取离心后上清转移到制备管（置于 2mL 离心管套），10000rpm 离心 1min，弃滤液。

（7）将制备管置回离心管套中，加 500μL Buffer W1，10000rpm 离心 1min，弃滤液。

（8）将制备管置回离心管套中，加 700μL Buffer W2，10000rpm 离心 1min，弃滤液；再用 Buffer W2 重复洗涤一次，弃滤液。

(9)将制备管置回 2mL 离心管套中,再离心 10000rpm 离心 2min。

(10)将制备管移入新的 1.5mL 离心管中,在制备管膜中央加 60~80μL Eluent 或去离子水,室温静置 5min。将 Eluent 或去离子水加热至 65℃,将提高洗脱效率;或将 Eluent 重上制备管,再离心收集一次,提高得率。

(11)10000rpm 离心 2min,收集 1.5mL 离心管的质粒 DNA 溶液。

(四)注意事项

(1)本法制备中若不加 RNase 处理,可有 RNA 存在,但不影响限制性内切酶作用。用作快速提取鉴定时可忽略此步骤。

(2)此法用于高拷贝质粒的制备,产量为 3~5μg/mL 菌液。这种纯度的质粒 DNA 可进行 DNA 重组、克隆及真核细胞中的转染实验。

(3)提取的质粒沉淀需用灭菌双蒸水溶解,才能用于限制性内切酶酶切实验。如果用 TE 缓冲液溶解,则其中 EDTA 会抑制限制酶活性。

(4)超螺旋 DNA 暴露于碱中过长时间,会导致不可逆变性,由此产生的环状卷曲型 DNA 不能被限制酶切割,在琼脂糖凝胶中的迁移率大约是超螺旋 DNA 的 2 倍,染色时着色较弱。

(5)本法提取的质粒 DNA 通常存在三种分子构型:①共价闭环 DNA(covalently closed circular DNA,cccDNA),常以超螺旋形式存在;②开环 DNA(open circular DNA,ocDNA),质粒 DNA 双链中有一条断裂,可自由旋转而消除张力,形成松弛的环状分子;③线状 DNA(linear DNA),质粒 DNA 双链在同一处断裂形成线性双链 DNA 分子。在凝胶电泳中,同一质粒 DNA 因结构不同可呈现不同的泳动速度,一般情况下为:超螺旋 DNA>线状 DNA>开环 DNA。

☞ **思考题**

1. 试依据实验原理,分别说明实验所用试剂的作用。
2. 试分析提取的质粒中有基因组 DNA 污染的可能原因。

二、质粒 DNA 限制性内切酶酶切分析(小量)

(一)原理

限制性核酸内切酶能特异地识别双链 DNA 中的碱基序列,并在识别位点内或附近切割双链 DNA。质粒是双链环状 DNA,有多个限制内切酶的酶切位点。基因工程中获得含目的基因的 DNA 片段及提纯的环状质粒 DNA 分子无法直接连接,必须经过酶切、凝胶电泳分离、回收基因片段及线性质粒 DNA,才能进行重组 DNA 的构建。小量酶切反应体系多用于酶切鉴定,大量酶切反应体系多用于制备基因片段。

（二）试剂

（1）ddH₂O（无 DNase）；

（2）限制酶（10U/μL）；

（3）10×限制酶缓冲液（常由厂家提供限制酶的最适缓冲液）；

（4）DNA（质粒 DNA）。

（三）操作步骤

（1）在一个灭菌的新 Ep 管中，依此加入 6μL ddH₂O，2μL 10×限制酶缓冲液，1μL Hind III，1μL BamH I，10μL 质粒 DNA（1μg）。

可用移液枪反复吸打混匀，短暂离心 5s，使管壁液滴沉至管底。

（2）于 37℃水浴 1~2h。

（四）注意事项

（1）ddH₂O 体积可变，典型的反应是 20μL 总体积中含 0.2~1μg DNA，总体积因其他成分量而定。酶解 1μg 以上的 DNA，可按上述标准体系的比例进行放大。质粒 DNA 最后加入。

（2）大多限制酶均加 50%甘油缓冲液置−20℃保存。内切酶的稀释，应用贮存缓冲液进行。酶解反应中甘油浓度超过 5%会抑制限制酶活性，因此加酶量应准确限制小于总体积的 1/10。

（3）加入过量的内切酶（2~5 倍）可以缩短反应时间，达到酶解完全的效果，但过量的内切酶会导致识别顺序的特异性下降，产生所谓星号活性，即在识别序列以外的位点进行切割。

（4）适当增加酶解时间，可节省酶的用量，但不宜过长，否则可能会出现杂酶活性。

☞ 思考题

影响限制酶的酶切效果的主要因素有哪些？

三、质粒 DNA 酶切产物的非变性 PAGE 凝胶电泳分析

（一）原理

非变性聚丙烯酰胺凝胶，可用于分离和纯化小分子双链 DNA 片段（<1000bp）。大多双链 DNA 在非变性 PAGE 凝胶中的迁移率与其大小的对数值成反比。

（二）试剂

（1）30%丙烯酰胺：丙烯酰胺29g，N,N'-甲叉双丙烯酰胺1g，加水到100mL，加热至37℃溶解，室温避光保存，贮存期间检查溶液的pH≤7.0。

（2）5×TBE(pH8.3)：Tris碱54g，硼酸27.5g，0.5mol/L EDTA(pH8.0)20mL，加水定容至1L。

（3）10%过硫酸铵(AP)：AP 1g加水定容到10mL，4℃下可贮存数周。

（4）10% TEMED。

（5）DNA分子量标准。

（6）6×凝胶加样缓冲液：0.25%溴酚蓝，0.25%二甲苯青，30%甘油。

（7）SYBR Green I。DNA荧光染料，原液为10000×，取相应体积稀释100倍后使用。

（三）操作步骤

（1）垂直板电泳装置的准备：按说明书装好垂直板型电泳装置。倒板前，可以加水检测是否渗漏。一切就绪后，才能往下进行。

（2）按以下操作配制10mL 8%的凝胶，依次加样：

蒸馏水5.18mL；

5×TBE缓冲液(pH8.3)2.0mL；

30%凝胶贮存液2.67mL；

10% AP 100μL；

10%TEMED 50μL。

快速混匀后倒入垂直玻板之间，迅速插入点样梳，约30min凝胶形成。凝胶完全凝固后，加入电极缓冲液，小心取出点样梳，用缓冲液冲洗样品孔。

（3）样品的处理：酶切后的质粒DNA溶液加1/5体积6×上样缓冲液、1/9体积的SYBR Green I混合，即20μL酶切产物+5μL 6×上样缓冲液+3μL SYBR Green I；1μL SYBR Green I+5μL DNA分子量标准液，室温避光放置10min。用微量进样器加样5~10μL。

（4）接通电源，上槽负极，下槽正极，以5V/cm的电压进行电泳。

（5）当溴酚蓝到达距离凝胶底部1cm位置时，关闭电源。小心剥出凝胶，切下一角作为加样标志。紫外灯下观察DNA条带。

（四）注意事项

（1）仔细冲洗样品孔，去除可能残留的未聚合的凝胶溶液，使DNA区带条带更清晰。

（2）核酸样品上样体积不能太大，否则DNA区带过宽，影响分辨率。通常5ng的DNA就有清晰条带。

（3）凝胶以1×TBE缓冲液及低电压(1~8V/cm)电泳，同时凝胶应尽可能薄，以防电泳时产热过大，引起DNA变形，导致出现"微笑"DNA区带。

☞ 思考题

为什么酶切后的小片段 DNA 要以非变性聚丙烯酰胺凝胶电泳分离？

实验六　谷胱甘肽巯基转移酶融合蛋白的表达、纯化与鉴定

实验目的

通过 Western blotting 鉴定重组菌中诱导表达的谷胱甘肽巯基转移酶(GST)融合蛋白，并通过亲和层析纯化 GST 融合蛋白以及 SDS-PAGE 鉴定纯化产物的纯度。

理解 Western blotting 和 GST 亲和层析的基本原理以及熟练实施相关实验操作。

实验原理与操作

一、原理

pGEX 载体可用于表达和纯化多肽(包括短肽)，或用于构建 cDNA 表达文库。每个 pGEX 载体都有一个编码谷胱甘肽巯基转移酶(glutathione sulfhydryl transferase，GST)的开放阅读框，其后有单一限制性内切酶位点(BamH I、Sma I、EcoR I)及 3 个阅读框的终止密码子，如图 7-2 所示。pGEX-2T 或 pGEX-3X 应用于 GST 融合蛋白的表达，最终经位点

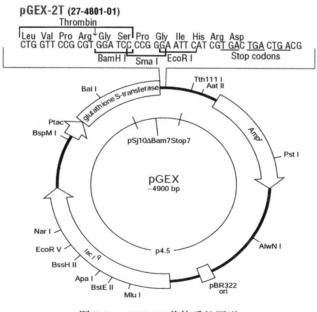

图 7-2　pGEX-2T 载体质粒图谱

特异性蛋白酶水解除去 GST 蛋白；而用 pGEX-l 生产的融合蛋白可在低 pH 值条件下经化学裂解进行切割。在本实验中，用含目的基因的 pGEX 载体转化大肠杆菌感受态细胞，平皿上筛选转化子后，挑取转化菌落小量培养过夜，然后扩大培养后诱导融合蛋白表达，并以 Western Blotting 检测 GST 融合蛋白表达情况。再进一步以亲和层析纯化 GST 融合蛋白，最后以 SDS-PAGE 鉴定 GST 融合蛋白的纯度。

Western blotting 又称蛋白质印迹技术或免疫印迹（immunoblotting），是结合凝胶电泳和固相免疫测定技术发展起来一种蛋白质分析的常规技术。通过 SDS-PAGE 对蛋白质进行分离，然后将凝胶上的蛋白质条带以电转印的方式转移至固相支持物（如硝酸纤维素膜），再根据抗原抗体反应，以特异性抗体作为探针，对靶蛋白进行检测。该法结合了 PAGE 的高分辨率和固相免疫测定的高特异性和敏感性等优点，可检测到低至 $1\sim5$ng 中等分子量大小的靶蛋白。Western blotting 常用于检测复杂样品中的特异蛋白质，并能对蛋白质进行定性和半定量分析。本实验中以 Western Blotting 检测 GST 融合蛋白表达情况。

谷胱甘肽（glutathione，Glu）与谷胱甘肽巯基转移酶（glu-S-Transferase）之间具有特异性的作用力。将混合菌体蛋白与谷胱甘肽琼脂糖凝胶珠（glu-Agarose beads）孵育，凝胶手臂上的 Glu 可以与 GST 蛋白特异性结合，通过洗脱除去不能与凝胶珠相结合的杂蛋白，获得琼脂糖珠结合的 GST 融合蛋白。进一步使用还原型谷胱甘肽（GSH）洗脱时，将竞争GST 上的结合位点而将 GST 融合蛋白洗脱下来，通过以上亲和层析方法获得纯化的 GST融合蛋白，用 SDS-PAGE 鉴定 GST 融合蛋白的纯度。

二、试剂

（1）LB 培养液：胰蛋白胨 10g，酵母提取物 5g，NaCl 10g 加 ddH$_2$O 磁力搅拌至溶质完全溶解，用 5mol/L NaOH（约 0.2mL）调节 pH 值至 7.0（如用进口试剂可不必调）。定容至 1L，15 磅高压灭菌 20min。

（2）大肠杆菌感受态细胞。

（3）含目的基因的 pGEX 载体。

（4）含 100μg/mL 氨苄青霉素（Amp）的 LB 平皿。

（5）1mol/L 异丙基硫代-β-D-半乳糖苷（IPTG）：2.38g IPTG 溶于 ddH$_2$O 中定容至10mL，0.22μm 滤膜过滤除菌，分装后于-20℃保存。

（6）SDS-PAGE 所用试剂。

（7）电转印缓冲液（pH8.3）：250mmol/L 甘氨酸，20mmol/L Tris 碱，20%甲醇。

（8）漂洗液（TBS-T，pH7.6）：称取 Tris 碱 1.22g，8.78g NaCl，蒸馏水溶解后，用HCl 调节 pH 值至 7.6，加 0.5mL Tween-20，定容至 1L。

（9）封闭液（含 5%脱脂奶粉的 TBS-T，pH7.6）：脱脂奶粉 5g 溶于 TBS-T 中，定容至100mL，现配现用。

（10）抗体孵育液（含 3%脱脂奶粉的 TBS-T，pH7.6）：脱脂奶粉 1.5g 溶于 TBS-T 中，并定容至 50mL。

（11）第一抗体（抗体配制根据购买公司的效价说明）。

（12）辣根过氧化物酶（HRP）标记的第二抗体。

（13）DAB 显色液：6mg DAB+10mL TBS-T+0.05mL 3% H_2O_2，过滤沉淀后即可使用。

（14）裂解液：Tris-Cl 50mol/L（pH8.0），EDTA 1mM，NaCl 100mM。

配制：20mL 1mol/L pH8.0 Tris-Cl，0.2mL 0.5 M EDTA，0.585g NaCl 加水定容至100mL。

（15）PBS 洗液（pH7.4）：8g NaCl，0.2g KCl，1.44g Na_2HPO_4，0.24g KH_2PO_4，加水溶解定容至 1L。

（16）溶菌酶（10mg/mL，用 10mol/L pH8.0 Tris-Cl 新鲜配置）。

（17）谷胱甘肽-琼脂糖珠悬液（glutathione agarose beads）（sigma）。

（18）GSH 溶液：50mmol/L Tris-Cl（pH8.0）含 5mmol/L GSH（新鲜配制，pH7.5）。

三、操作步骤

（一）细菌转化、培养和 GST 融合蛋白的诱导表达

（1）用含目的基因的 pGEX 载体转化大肠杆菌感受态细胞，在 LB/Amp 平皿上筛选转化子，同时设 pGEX 空载体的转化菌作对照。挑取转化菌落接种于 3mL LB/Amp 培养基，37℃振摇 200~300rpm，培养过夜。取菌液 37℃振摇 200~300rpm，培养过夜。

（2）取培养 14~16h 后的小量菌液 2mL 放入 250mL LB/Amp 培养基中，扩大培养 3~5h 后至 OD600 为 0.6~0.8，加入 1mol/L IPTG 至终浓度 1mmol/L，诱导融合蛋白表达，培养 3~6h 后收集菌液。

（3）以 3~4mL/管收集菌液沉淀于 1.5mL 的 Ep 管中，离心后弃上清。

（二）Western Blotting 检测 GST 融合蛋白表达

（1）电泳：制备适当浓度的分离胶和浓缩胶的胶板。将以上收集的表达前后的菌液与 2×SDS-PAGE 上样缓冲液按 1∶1 混匀，100℃加热 3~5min，上样后进行 SDS-PAGE。

（2）转印：电泳结束后，小心剥下凝胶，按以下顺序将其夹入用电转印缓冲液浸泡过的硝酸纤维素膜（NC 膜）和滤纸中：夹的黑色面——海绵→滤纸→凝胶→NC 膜→滤纸→海绵——夹的白色面，注意：各层之间不能有气泡。然后，将凝胶靠负极，膜靠正极，装入转印槽中，60mA 电流，4℃转印约 2h。

（3）封闭：转印完毕，将 NC 膜取出，将膜剪下一个小角做标记，置于一平皿中，加入封闭液（缓冲液的量仅需浸没 NC 膜即可），室温振荡 1h。

（4）一抗孵育：更换新鲜配制含一抗的孵育液（缓冲液浸没 NC 膜即可），室温缓摇孵育 2h 或 4℃过夜。

（5）漂洗：倒去溶液，加入约适量漂洗液进行振荡漂洗，重复 3~5 次，每次 15min。

（6）二抗孵育：漂洗后的 NC 膜在新鲜配制的含二抗的孵育液，室温振荡孵育 1~2h。

（7）漂洗：倒去溶液，加入适量漂洗液进行振荡漂洗，重复 3~5 次，每次 10~15min。

（8）显色反应：倒去漂洗液，滴加新配制的 DAB 液，避光 1~3min，显色后立即用水冲洗以终止反应，观察结果。

（三）亲和层析纯化 GST 融合蛋白

（1）在含细菌沉淀的 Ep 管中加入 500μL 的裂解液悬浮细菌，再加入 50μL 溶菌酶溶

液，反复在手中颠倒振摇 30min，直至管内液体变得清亮，10000x，离心 5min 后收集上清。留存 10μL 上清溶液于一新 Ep 管中做对照。

（2）将收集的上清直接加入含 50μL 50%谷胱甘肽琼脂糖珠的 Ep 管中，混匀管内液体，振摇反应 5min 后，3000rpm 离心 1min，然后小心去除琼脂糖珠上方的上清溶液。

（3）在 Ep 管中加入预冷的 PBS 洗液 1mL 悬浮珠子，3000rpm 离心 1min，小心去除上清溶液，重复用 PBS 洗珠子 8 次以上，最后一次用 8000rpm 离心 2min。最后将珠子上方的溶液尽量吸干净，注意操作中尽量避免珠子被溶液带走。

（4）在收集的珠子中加入 20μL GSH 溶液悬浮珠子（注意不要颠倒 Ep 管，以免珠子粘在管壁上），室温反应 5min 后，8000rpm 离心 1min 后收集上清溶液（即纯化的 GST 蛋白）至一新 Ep 管中。回收含有珠子的 Ep 管。

（5）测量上清溶液的 A_{280} 可确定融合蛋白产量，对 GST 载体来说，$A_{280} = 1$ 相当于蛋白浓度为 0.5mg/mL。

（四）SDS-PAGE 鉴定 GST 融合蛋白的纯度

（1）制备垂直板型 SDS-PAGE 凝胶（10%分离胶，5%浓缩胶）。

（2）收集的含 GST 融合蛋白的上清中，加入等体积的 2×SDS-PAGE 上样缓冲液，100℃煮沸 5min，离心后上样电泳。

（3）考马斯亮蓝染色、脱色可见 GST 蛋白（来自 pGEX 对照）和融合蛋白条带。

四、注意事项

（1）不同的大肠杆菌表达载体带有不同的启动子和诱导成分。实验者必须根据特定系统和用途决定相应的实验方案。

（2）加入抗体进行孵育时，孵育时间越长，灵敏度越高，但特异性越差。

（3）如果免疫结合的非特异性背景仍然太高，可增加孵育液中 Tween-20 浓度至 0.2%。大多数情况下，Tween-20 不影响抗原抗体的特异性结合。

（4）封闭缓冲液及含一抗和二抗的缓冲液均能回收利用。

（5）细菌裂解要温和，剧烈的操作可能改变 GST 部分的构象，从而影响 GST 融合蛋白与琼脂糖珠的结合。

（6）谷胱甘肽-琼脂糖珠颗粒细小，用 PBS 洗珠子时要避免枪头将珠子随溶液一同吸出，造成样品损失。

☞ **思考题**

1. 影响转化效率的因素有哪些？
2. IPTG 的作用原理是什么？
3. 实验中如何减低非特异性背景？
4. 哪些原因可能导致结果中未出现特异蛋白条带？
5. 哪些原因可能导致本实验中纯化的 GST 融合蛋白得率低？

实验七　载脂蛋白 E 多态性与阿尔茨海默病风险分析

实验目的

能够熟练使用 PCR 仪，完成微量来源的组织细胞基因组 DNA 抽提和 PCR-单链构象多态性(SSCP)技术的实验操作。

熟悉 PCR 引物设计的原则和常用方法，理解 PCR 以及 SSCP 技术的基本原理，能够结合载脂蛋白 E 多态性分析评估阿尔茨海默病发病风险。

实验原理与操作

一、人颊黏膜上皮细胞基因组 DNA 提取

（一）原理

口腔拭子基因组 DNA 提取试剂盒(TIANamp Swab DNA Kit)裂解细胞，利用蛋白酶 K 消化蛋白质，然后采用可以特异性结合 DNA 的离心吸附柱和独特的缓冲液系统，高效、专一吸附 DNA，最大限度去除杂质蛋白及细胞中其他有机化合物。为避免食物残渣影响实验结果，取样前 30min 不要进食，如果已进食，需漱口后取样。

（二）试剂

口腔拭子基因组 DNA 提取试剂盒(TIANamp Swab DNA Kit)。

（三）操作步骤

(1)处理材料：将在面颊内擦拭(10 次左右)过的拭子转置于 2mL 离心管中，用干净枪头将拭子前端部分从其杆上剥离下来(或者将拭子在离心管内漂洗数次，然后挤出水分丢弃)，加入 400μL 缓冲液 GA。注意：如果需要去除 RNA，可加入 4μL RNase A(100mg/mL)溶液，振荡 15s，室温放置 5min。

(2)加入 20μL 蛋白酶 K 溶液，在恒温混匀仪中 56℃ 放置 60min，涡旋速度先设为 450，5min，然后设为 300 最低转速，恒温混匀。

(3)加入 400μL 缓冲液 GB，充分颠倒混匀，70℃ 放置 10min。此时溶液应变清亮，短暂离心，以去除管盖内壁的液滴，然后以干净枪头挤压棉签后去除棉签，将尽可能多的裂解液转移至新的离心管中。注意：加入缓冲液 GB 时可能会产生白色沉淀，一般 70℃ 放置时会消失，不会影响后续实验。如溶液未变清亮，说明细胞裂解不彻底，可能导致提取 DNA 量少和提取出的 DNA 不纯。

(4)加 200μL 无水乙醇，充分颠倒混匀，短暂离心，以去除管盖内壁的液滴。注意：加入无水乙醇后可能会出现絮状沉淀，但不影响 DNA 提取。

(5)将上一步所得溶液和絮状沉淀都加入一个吸附柱 CR2 中(吸附柱 CR2 放入收集管

中），12000rpm(～13400×g)离心30s，倒掉收集管中的废液，将吸附柱CR2放回收集管中。

（6）向吸附柱CR2中加入500μL缓冲液GD（使用前请先检查是否已加入无水乙醇），12000rpm(～13400×g)离心30s，倒掉收集管中的废液，将吸附柱CR2放回收集管中。

（7）向吸附柱CR2中加入600μL漂洗液PW（使用前请先检查是否已加入无水乙醇），12000rpm(～13400×g)离心30s，倒掉收集管中的废液，将吸附柱CR2放回收集管。

（8）重复操作步骤(7)。

（9）12000rpm(～13400×g)离心2min，倒掉废液。将吸附柱CR2室温放置数分钟，以彻底晾干吸附材料中残余的漂洗液。注意：这一步的目的是将吸附柱中残余的漂洗液去除，漂洗液中乙醇的残留会影响后续的酶反应(酶切、PCR等)实验。

（10）将吸附柱CR2转入一个干净的离心管中，向吸附膜中间位置悬空滴加20～50μL洗脱缓冲液TB，室温放置2～5min，12000rpm(～13400×g)离心2min。注意：洗脱缓冲液体积不应少于20μL，体积过小，会影响回收效率。为增加基因组DNA的得率，可将离心得到的溶液再加入吸附柱CR2中，室温放置2min，12000rpm(～13400×g)离心2min。洗脱液的pH值对于洗脱效率有很大影响。若用ddH$_2$O作为洗脱液，应保证其pH值在7.0～8.5范围内，pH值低于7.0，会降低洗脱效率；且DNA产物应保存在-20℃，以防DNA降解。注意保留离心管的盖子。

（四）注意事项

（1）为保证样本不被食物或者饮料污染，取样前30min内请勿进食和饮水，并在取样前清水漱口。

（2）使用前，需先向试剂盒中的缓冲液GD和漂洗液PW中加入相应体积的无水乙醇。

（3）混匀时，颠倒混匀，动作要轻柔，以免破坏核酸分子的完整性。

（4）要充分晾干，避免乙醇残留影响后续实验效果。

二、基因组DNA的完整性、含量和纯度测定

见实验二。

三、ApoE基因特异引物PCR扩增

（一）原理

本实验选取的载脂蛋白E(ApoE)，是脂蛋白代谢过程的主要调节因子。其与中枢神经系统中的神经可塑性，胆固醇转运以及炎症反应等过程相关。ApoE位于染色体19q13.2上，具有3个常见等位基因(ε2，ε3，ε4)。ApoEε4与阿尔茨海默病(AD)风险增加相关，一个ApoEε4等位基因使AD患病风险增加3倍，两个ApoEε4等位基因使AD患病风险增加12倍；相反，ApoEε2与AD患病风险的降低相关。ApoE是由299个氨基残基组成的糖蛋白，其分子量约为34kU，它有三种等位基因编码了三种蛋白质，分别在第112及158位氨基酸上存在差异，本实验的引物设计方案分两种：第一种设计方案是选取

包含 ApoE 基因的 112 位及 158 位氨基酸在内的 DNA 片段(~400bp),设计上下游引物,对该 DNA 片段进行扩增;第二种方案是将突变位点作为引物起始端,片段长度~170bp,在 PCR 体系配制时分别将 112 位突变位点和 158 位突变位点的引物交叉使用,对 ε2(112cysF+158cysR)、ε3(112cysF+158argR)、ε4(112argF+158argR)分别进行扩增。

(二)试剂

(1)2xUtaq PCR Mix(含 Taq DNA 聚合酶,dNTPs,Tris-HCl,KCl,MgCl$_2$)。

(2)上下游引物(总 F、总 R、112cysF、112argF、158cysR、158argR)。

(3)已提取的 DNA 样本。

(4)琼脂糖凝胶电泳相关试剂。

(三)操作步骤

(1)标记 EP 管:准备 2 个 0.2mL 的 EP 管,1 个标记为阴性对照管,1 个标记为实验管。

(2)制备反应体系:按照表 7.14 中顺序依次向 2 个管内加入试剂(20μL 体系)。

表 7.14

成　　分	量
ddH$_2$O	6μL
引物 F(10μmol/L)	1μL
引物 R(10μmol/L)	1μL
PCR Mix(2×)	10μL
实验管 DNA(~50ng) 阴性对照管 ddH$_2$O	2μL
总体积	20μL

(3)混匀:盖紧管盖,在涡旋仪上轻轻混匀管内试剂,随后瞬时离心 5~10s,使管内液体集中于管底。

(4)扩增:将上述 2 个 EP 管置于 PCR 仪的反应孔内,按照如下条件进行程序设定,并进行扩增:95℃,5min;95℃,30s,56℃/67℃,30s,72℃,30s,30 个循环;72℃,10min;4℃保存待用。

(5)电泳:配制 2% 的琼脂糖凝胶,按照前述步骤进行操作。

(6)观察:电泳结束后,取出凝胶块,然后置紫外透射反射分析仪上观察。不同引物可扩增得到不同大小的条带,所有的分型都会扩增得到约 400bp 的片段;由于样品来源的分型不同,在使用对应的引物扩增时才会获得片段。

（四）注意事项

（1）注意 PCR 反应体系加样的准确性。

（2）由于 PCR 具有高灵敏度，在操作中要注意防止污染。

☞ **思考题**

1. 在 PCR 过程中如何排除其他物质的干扰，使实验结果准确可靠？
2. PCR 反应体系各成分的作用是什么？
3. 为什么电泳时可以分辨出 ApoE 不同的分型？

四、SSCP 分析 ApoE 多态性

（一）原理

载脂蛋白 E（ApoE），编码基因位于染色体 19q13.2 上，是由 299 个氨基残基组成的糖蛋白，其分子量约为 34KDa。它具有 3 个常见等位基因，编码三种蛋白质（$\varepsilon 2$，$\varepsilon 3$，$\varepsilon 4$）。ApoE$\varepsilon 4$ 与 AD 风险增加相关，一个 ApoE$\varepsilon 4$ 等位基因使 AD 患病风险增加 3 倍，两个 ApoE$\varepsilon 4$ 等位基因使 AD 患病风险增加 12 倍；相反，ApoE$\varepsilon 2$ 与 AD 患病风险的降低相关。

三种蛋白质分别在第 112 及 158 位氨基酸上存在差异，主要是精氨酸（Arginine，Arg）及半胱氨酸（Cysteine，Cys）的变化。112 位的氨基酸，ApoE$\varepsilon 2/3$ 都是 Cys TGC，ApoE$\varepsilon 4$ 是 Arg CGC。158 位的氨基酸，ApoE$\varepsilon 3/4$ 都是 Arg CGC，ApoE$\varepsilon 2$ 是 Cys TGC。虽然这三种蛋白在一级结构上只有一个氨基残基的差别，但其空间构象却存在很大差别，造成 ApoE 不同的表型在血脂代谢以及心脑肾的疾病中有着截然不同的影响。

本实验通过 PCR 特异性扩增出包含 ApoE 基因的 112 位及 158 位氨基酸在内的 DNA 片段（约 400bp，即上一步的 PCR 产物一），然后将 DNA 扩增产物变性，最后以 12% 非变性聚丙烯酰胺凝胶电泳分析单链构象多态性（SSCP）。结合 DNA 测序可以进一步明确 ApoE 的分型。

（二）试剂

（1）5×TBE 缓冲液（pH8.3）；

（2）30% 凝胶贮存液；

（3）10% AP；

（4）10% TEMED；

（5）95% 甲酰胺；

（6）10mmol/L EDTA；

(7)0.02%溴酚蓝；

(8)0.5μg/mL溴化乙锭(EB)；

(9)10%乙醇；

(10)0.5%冰醋酸；

(11)0.2% $AgNO_3$；

(12)1.5% NaOH；

(13)0.4%甲醛；

(14)0.75% $NaCO_3$。

(三)操作步骤

(1)PCR特异性扩增出包含APOE基因的112位及158位氨基酸在内的DNA片段(约400bp)，见上一步PCR扩增；使用引物总F、总R，扩增程序：95℃，5min；95℃，30s，56℃，30s，72℃，30s，30个循环；72℃，10min；4℃保存待用。

(2)检漏：准备垂直板电泳装置，加水检漏。

(3)按表7.15制备12%非变性聚丙烯酰胺凝胶。

表7.15

成　　分	每个反应成分的量
ddH_2O	3.85mL
5×TBE缓冲液(pH8.3)	2mL
30%凝胶贮存液	4mL
10% AP	100μL
10% TEMED	50μL
总体积	10mL

以上试剂混匀后，倒入垂直玻板之间，插入点样梳。

(4)装电泳槽：胶完全凝固后，去掉封胶条，将玻璃板放入电泳装置内固定，向玻璃板内缓慢加入1×TBE缓冲液至灌满，取出点样梳。

(5)DNA扩增产物变性：取10μLPCR产物，加入10μL变性剂(95%甲酰胺，10mmol/L EDTA，0.02%溴酚蓝)以及30μL石蜡油，煮沸5min，取出立刻放入冰浴中2min以上。

(6)上样：依次上入样品，并记录上样顺序。

(7)电泳：先电压300V 5min，然后电压120V 8h。温度保持在10~15℃之间。

(8)染色：电泳结束，取下凝胶，染色观察。

①EB染色法：将其浸在含0.5μg/mL溴化乙锭的1×TBE缓冲液中染色30~45min，在紫外灯下观察。

②银染：将PAG用去离子水洗两次，浸入10%乙醇和0.5%冰醋酸溶液固定6min。

用去离子水洗两次，再浸入 0.2% AgNO₃ 溶液中 10min。用去离子水洗 3~5 次，然后浸入 1.5% NaOH 和 0.4% 甲醛溶液中显色 7min。最后用 0.75% NaCO₃ 终止显色。

（四）注意事项

（1）电泳电压和温度的影响：为了使单链 DNA 保持一定的稳定立体构象，SSCP 应在较低温度下进行（一般 4~15℃ 之间）。在电泳过程中，除环境温度外，电压过高也是引起温度升高的主要原因，因此，在没有冷却装置的电泳槽上进行 SSCP 时，开始的 5min 应用较高的电压（>250V），之后用 100V 左右电压进行电泳。这主要是由于开始的高电压可以使不同立体构象的单链 DNA 初步分离，而凝胶的温度不会升高；随后的低电压电泳可以使之进一步分离。在实验中应根据具体实验条件确定电泳电压。

（2）SSCP 的结果断定：由于在 SSCP 分析中非变性 PAG 电泳不是根据单链 DNA 分子和带电量的大小来分离的，而是以单链 DNA 片段空间构象的立体位阻大小来实现分离的，因此这种分离不能反映分子量的大小。有时正常链与突变链的迁移率很接近，很难看出两者之间的差别。因此，一般要求电泳长度在 16~18cm 以上，以检测限为指标来判定结果。检测限是指突变 DNA 片段与正常 DNA 片段可分辨的电泳距离差的最小值。大于检测限，则判定链的迁移率有改变，说明该 DNA 序列有变化，小于检测限，则说明链之间无变化。例如，一般检测限定为 3mm，那么当两带间距离在 3mm 以上，则说明两链之间有改变。另外，检测限不能定得太低，否则主观因素太大，易造成假阳性结果。

（3）SSCP 实验中的其他条件，如 PCR 产物的上样量，PAG 的交联度，以及胶的浓度等，都应根据具体实验进行选择确定。

（4）置备凝胶板时应避免出现气泡，以免影响电泳结果。

☞ **思考题**

1. 如何理解 SSCP 结果判断中的检测限？
2. SSCP 电泳时为何要在低温条件下进行？
3. DNA 扩增产物为何需要变性？

实验八　短串联重复序列长度多态性检测（PCR-STR 技术）

实验目的

能够完成微量来源的组织细胞基因组 DNA 抽提和 PCR-短串联重复序列（STR）技术的实验操作。

理解 STR 长度多态性检测的意义及原理。

实验原理与操作

一、原理

短串联重复序列(short tandem repeat，STR)是一类广泛存在于真核生物基因组中的 DNA 串联重复序列。它由 2~6bp 的核心序列组成，通常重复 15~60 次，片段大小一般为 100~300bp。由于核心序列的重复次数不同，STR 具有高度多态性，并且遵循孟德尔共显性方式遗传。STR 长度多态性检测(PCR-STR 技术)已被广泛应用于法医学个人识别和亲权鉴定。

本实验以人颊黏膜上皮细胞基因组 DNA 为模板，应用 PCR 扩增法医 STR 分型的常用检测基因位点(D12S391，191~251bp，23 个等位基因；D7S820，215~247bp，10 个等位基因)，并分析不同个体的 STR 长度多态性。

二、试剂及仪器

1. 试剂

(1)口腔拭子基因组 DNA 提取试剂盒(TIANamp Swab DNA Kit)。

(2)2×Utaq PCR Mix(含 Taq DNA 聚合酶，dNTPs，Tris-HCl，KCl，$MgCl_2$)。

(3)引物：

D12S391(引物 2F，2R)引物序列：5′-AAC AGG ATC AAT GGA TGC AT-3′ (2F)，5′-TGG CTT TTA GAC CTG GAC TG-3′ (2R)。

D7S820(引物 3F，3R)引物序列：5′-TGT CAT AGT TTA GAA CGA ACT AAC G-3′ (3F)，5′-CTG AGG TAT CAA AAA CTC AGA GG-3′ (3R)。

(4)电泳试剂：

①5×TBE(pH8.3)：Tris 碱 54g，硼酸 27.5g，0.5mol/L EDTA(pH8.0) 20mL，加水定容至 1L。

②1%~2%琼脂糖凝胶：琼脂糖 1~2g 加至 100mL 0.5×TBE 缓冲液，加热熔解备用。

③6×凝胶加样缓冲液：0.25%溴酚蓝、0.25%二甲苯青、30%甘油。

④30%丙烯酰胺：丙烯酰胺 29g，N，N′-甲叉双丙烯酰胺 1g，加水到 100mL，加热至 37℃溶解，室温避光保存，贮存期间检查溶液 pH≤7.0。

⑤10%过硫酸铵(AP)：AP 1g 加水定容到 10mL，4℃下可贮存数周。

⑥10% TEMED。

⑦DNA 分子量标准。

⑧DNA 荧光染料：SYBR Green I。

2. 仪器

(1)离心机。

(2)PCR 热循环仪。

(3)可调式微量加样器。

(4)恒温混匀仪。

三、操作步骤

（一）PCR 扩增 STR 分型基因位点

提取人颊黏膜上皮细胞基因组 DNA 的抽提（见实验七）。鉴定提取的基因组 DNA 样品的完整性、纯度和浓度（见实验二）。

取薄壁 0.2mL 规格的 PCR 管，每一份 DNA 样品分别按照以下反应体系建立三个含不同引物的反应管。

PCR 反应体系（25μL）：

ddH$_2$O 9.5μL；

2×MasterMix 12.5μL；

引物 1（20mmol/L）各 1μL；

引物 2（20mmol/L）各 1μL；

DNA 模板 1μL。

反应管 2000rpm 短暂离心后，按照以下条件开始 PCR 扩增：94℃，5min 预变性；94℃，45s；60℃（D7S820）/63℃（D12S391），45s，72℃，45s，30 个循环；72℃，10min；4℃保存 PCR 产物。

（二）STR 长度多态性分析

非变性聚丙烯酰胺凝胶可用于分离和纯化小分子双链 DNA 片段（<1000bp）。大多双链 DNA 在非变性 PAGE 凝胶中的迁移率与其大小的对数值成反比。本实验根据不同 STR 分型基因位点的 PCR 扩增产物大小，对不同个体的 STR 长度多态性进行分析。

（1）垂直板电泳装置的准备：注意试漏，防止聚丙烯酰胺凝胶及缓冲液的渗漏。

（2）按以下操作配制 10mL 8%的凝胶：

蒸馏水 5.18mL；

5×TBE 缓冲液（pH8.3）2.0mL；

30%凝胶贮存液 2.67mL；

10% AP 100μL；

10% TEMED 50μL。

立即混匀，倒入垂直玻板之间，迅速插入点样梳，约 30min 凝胶形成。凝胶完全凝固后，加入电极缓冲液，小心取出点样梳，用缓冲液冲洗样品孔。

（3）取 5μL DNA 扩增产物以及 DNA 分子量标准液按照以下体系加 DNA 染料预染，室温放置 10min（注意避光）：

DNA 5μL；

SYBR Green I 1μL。

（4）加 2μL 6×凝胶加样缓冲液到预染 DNA 样品（已经预加上样缓冲液的 PCR 产物以及 DNA marker 除外），混匀后上样，并记录上样顺序（为便于同一位点多态性差异的比较，不同个体相同引物的 PCR 产物可以点样到同一块胶上跑电泳）。

（5）接通电源，70V 电压（电流小于 10mA）电泳约 2.5h（注意用黑袋遮光，避免 DNA 染料荧光淬灭）。

（6）当溴酚蓝刚跑出凝胶底部时，关闭电源。小心剥出凝胶，切下一角作为加样标志，紫外灯下观察 DNA 条带，并分析不同个体的 STR 长度多态性。

四、注意事项

（1）注意 PCR 反应体系加样的准确性。

（2）核酸样品上样体积不能太大，否则 DNA 区带过宽，影响分辨率。

（3）凝胶以 1×TBE 缓冲液及低电压（1~8V/cm）电泳，同时凝胶应尽可能薄，以防电泳时产热过大，引起 DNA 变形，导致出现"微笑"DNA 区带。

（4）灌胶之前要特别注意试漏。

☞ 思考题

在 STR 分型的电泳结果中，如果出现非特异性条带，其产生的原因可能有哪些？

第三部分　医学动物实验基本操作技术

第8章 蛙类实验操作

实验目的

能够熟练使用蛙类手术器械，完成蟾蜍双毁髓以及蟾蜍坐骨神经-腓肠肌的急性分离实验。

实验原理与操作

一、原理

两栖类动物中的蛙、蟾蜍等动物的一些基本生理功能与温血动物没有明显区别，同时离体神经-骨骼肌肉组织维持其生理功能所需的条件也比较易于掌控。因此，在实验中常用蟾蜍坐骨神经-腓肠肌标本来观察神经的兴奋性、神经对刺激产生反应的一些基本规律以及骨骼肌的收缩特征等。蟾蜍坐骨神经-腓肠肌的急性分离实验技术是观察和研究神经肌肉功能状态的基本技术之一。

二、实验材料

蟾蜍、解剖针、粗剪刀、手术剪、眼科剪、手术刀、手术镊、金冠剪、蛙板、玻璃板、废液缸、图钉、玻璃分针、锌铜弓、培养皿、胶头滴管、医用纱布、粗棉线、任氏液。

三、操作步骤

(一)认识蛙类手术器械

(1)剪刀：有手术剪刀(直剪)、眼科剪刀和金冠剪刀，用于剪切动物皮肤和神经血管以及软组织等；金冠剪刀用于剪切骨、肌肉和皮肤等粗硬组织。

(2)镊子：分为有齿镊和无齿镊，有齿镊又叫组织镊，用于夹持较硬的皮肤、皮下组织、筋膜等坚韧组织，尖端有钩齿、夹持牢固，但对组织有一定损伤作用。无齿镊尖端无钩齿，对组织的损伤较轻，常用于夹持组织、血管、神经及脏器等。

(3)毁髓针：由金属针体和针柄两部分构成，用于破坏蛙的脑和脊髓。

(4)玻璃分针：由细玻璃棒经高温拉制而成，用于分离神经和血管等组织，防止人体静电影响神经组织活性。

(5)锌铜弓：由铜片和锌片两种金属制成，是检验标本生理活性最常用的简易刺激器。用于对神经肌肉标本施加刺激，以检查其兴奋性。

(6)蛙心夹：由有弹性的钢丝制成。使用时，将一端夹住心室尖端，另一端借缚丝线连于张力换能器，用于心脏活动的描记。

(7)蛙板：由约为 20cm×15cm 的软木板制成，用于固定蛙类，以便进行实验。板上有许多小孔，可用蛙腿夹将蛙腿夹住，嵌入孔内而固定之；也可用大头针将蛙腿钉在板上。

(二)蟾蜍坐骨神经-腓肠肌标本制备

(1)实验人员应用一手拇指、食指和中指控制蛙两前肢，无名指和小指压住两后肢，用手掌握住蛙和蟾蜍身体。如图 8-1 所示。

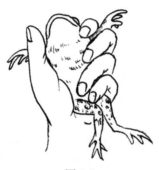

图 8-1

(2)损毁蟾蜍的脑和脊髓。取状态良好的蟾蜍一只，左手握住蟾蜍，用食指压住其头部前端使头向前俯，右手持解剖针从枕骨大孔垂直刺入(图 8-2)，然后向前刺入颅内，前后左右搅动，捣毁脑组织，此时的蟾蜍为单毁髓蟾蜍。再将解剖针向后刺入单毁髓蟾蜍的椎管内，捣毁脊髓，以蟾蜍四肢松软为准，此时的蟾蜍为双毁髓蟾蜍。如该蟾蜍仍表现出四肢肌肉紧张或活动自如，必须重新毁髓。

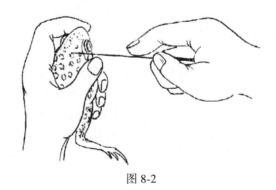

图 8-2

(3)弃去蟾蜍躯干上部及内脏。用粗剪刀在骶髂关节以上 0.5～1cm 处剪断脊柱(图 8-3)。用手术镊夹住下端脊柱，以粗剪刀沿脊柱两侧向下剪断皮肤及肌肉组织。按图 8-4

所示方法撕脱躯干部及内脏至耻骨联合处，最后剪断弃入废液缸中。用自来水清洗手及手术器械上的残余组织。

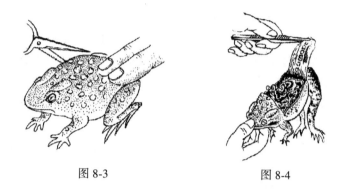

图 8-3　　　　　　　　　　图 8-4

（4）撕脱蟾蜍后肢皮肤。左手持手术镊夹住脊柱及躯干断端，右手紧紧捏住躯干断端的皮肤边缘，向下用力撕脱后肢皮肤，直至整个后肢皮肤全部脱掉为止（图 8-5），将脱掉的完整皮肤弃入废液缸中，然后将标本其余部分放在盛有任氏液的培养皿中待用。

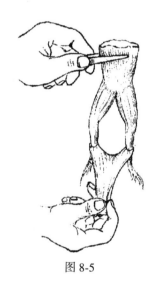

图 8-5

（5）用剪刀分离蟾蜍两后肢。用手术镊从背位夹住脊柱，同时将标本提起，在不伤到坐骨神经的条件下，小心剪去向上突出的骶骨。接着，沿正中线用金冠剪将脊柱尽量均匀分为两半，然后从耻骨联合中央剪开，分离两侧大腿。最后，将分离后的两个后肢分别浸于盛有任氏液的培养皿中。取一只后肢继续剥制标本，另一只仍浸在任氏液中备用。

（6）肉眼分离蟾蜍坐骨神经。用图钉将标本脊柱端固定在玻璃板下面的蛙板（木板或硬泡沫塑料板）上，同时将这只后腿置于蛙板的玻璃板上。将一侧后肢的脊柱端腹面向上，趾端向外侧翻转，使其足底朝上，将足部也用图钉固定在玻璃板下面的蛙板上。用玻璃分针沿脊柱侧游离坐骨神经，将标本背侧向上放置，剪断梨状肌及其附近的结缔组织，用玻璃分针小心从股二头肌及半膜肌之间的裂缝处剥离出分布在大腿部分的坐骨神经，并将该坐骨神经一直游离至大腿和小腿之间的腘窝处为止。

（7）完整的蟾蜍坐骨神经-腓肠肌标本急性分离。将游离彻底的坐骨神经搭于小腿的腓肠肌上，然后，将关节周围大腿肌肉全部剪掉，并将股骨上的肌肉组织用手术刀刮干净，然后剪去上 1/3 段股骨，保留下 2/3 段股骨部分，保留的部分就是坐骨神经小腿标本。如图 8-6 所示。将上述坐骨神经小腿标本在腓肠肌肌腱处穿线结扎，并剪断腓肠肌肌腱。游离腓肠肌至膝关节处，然后沿膝关节将小腿其余部分全部剪掉，这样就制得一个完整的蟾蜍坐骨神经-腓肠肌标本，标本共包括一小段脊柱骨、坐骨神经、下 2/3 段股骨和腓肠肌四部分。如图 8-7 所示。

（8）鉴定蟾蜍坐骨神经-腓肠肌标本的机能。左手持手术镊夹住标本的脊柱端骨片并轻轻提起，使蟾蜍坐骨神经离开玻璃板，右手持经任氏液蘸湿的锌铜弓，并使锌铜弓两极同时接触蟾蜍坐骨神经，若蟾蜍腓肠肌产生收缩，则表明该标本机能正常。

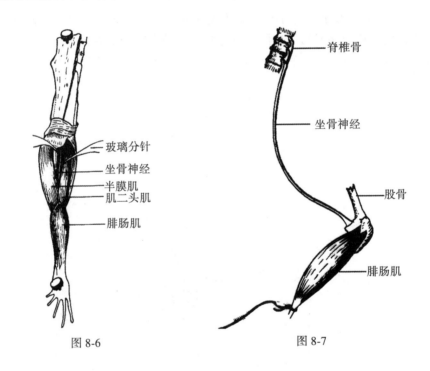

图 8-6　　　　　　　　　　　　　　　　图 8-7

四、注意事项

（1）双毁髓操作过程中，应注意使蟾蜍头部俯向外侧，不要挤压耳后腺，防止耳后腺分泌物射入实验者眼内，如被射入，则须立即用生理盐水冲洗眼睛。

（2）制备坐骨神经-腓肠肌标本过程中，注意间隔一定时间用胶头滴管吸取少许任氏液浸湿标本，以免标本干燥。

（3）尽量避免用手或金属手术器械等其他金属材料直接接触坐骨神经-腓肠肌标本中的神经和肌肉，特别要留心不要使蟾蜍皮肤毒腺分泌的蟾蜍素粘到神经肌肉标本上，以避免标本生理功能受影响。

（4）注意操作过程中不要将剥皮后的后肢标本同皮肤、内脏等废弃物放在一起。

☞ **思考题**

1. 在制作蛙坐骨神经-腓肠肌标本时，如何保持标本的功能处于良好状态？
2. 有活性的蛙坐骨神经-腓肠肌标本可用于哪些实验研究？

第9章 大、小鼠实验操作

实验目的

能够熟练使用哺乳类手术器械，完成大、小鼠的性别鉴定、编号、捉拿、给药和处死取样及标本制作等实验基本操作。

实验原理与操作

一、原理

由于小鼠体形较小，生长和繁殖较快，易于饲养和大量繁殖，因此成为在实验中使用最多的哺乳类实验动物。在科学研究过程中，逐渐发展出多种品系，广泛应用于药物筛选、半数致死量的测定、药物效价比较、抗感染、抗肿瘤药物及避孕药物等药理学实验研究和各种疾病的研究中。大鼠的特点与小鼠相似，但体型较大。一些在小鼠身上不便进行的实验可改用大鼠进行。

大鼠、小鼠在基本的实验操作上大体一致，以下内容中如未特别强调，不做区分。

二、实验材料

苦味酸、异氟醚、戊巴比妥钠、乌拉坦、肝素、枸橼酸钠、福尔马林、生理盐水、注射器、针头、灌胃针、镊子、移液器、组织剪、血管钳、采血针、棉球、试管、离心管、离心机、匀浆器。

三、操作步骤

(一)性别鉴别

大鼠和小鼠的性别鉴别通常以肛门与生殖孔之间的距离来判断，距离近为雌性，距离远者为雄性。成年鼠性别很易区分，雄鼠的阴囊明显；雌鼠可见阴道开口和五对乳头。幼鼠或仔鼠则主要从外生殖器与肛门的距离判定，近者为雌，远者为雄。另外，雌鼠肛门和生殖器之间有一无毛小沟，而雄鼠则在肛门和生殖器之间无沟有毛。再者，雌鼠的乳头比雄鼠明显。

(二)实验动物编号

医学机能实验学中常用多只动物同时进行实验，为避免混乱，应对动物进行编号。实验动物编号的目的在于将观察范围内的同种动物进行区别，以便于观察。小鼠的常用的编号方法为染色法，用黄色苦味酸涂于小鼠不同部位进行染色标记而编号（如图 9-1）：右前肢皮肤外侧涂色标记为 1 号，腹部右外侧皮肤涂色标记为 2 号，右后肢皮肤外侧涂色标记为 3 号，头部皮肤涂色标记为 4 号，背部正中皮肤标记为 5 号，尾巴根部标记为 6 号，7、8、9 号在左侧同 1、2、3 号，第 10 号不涂黄色。

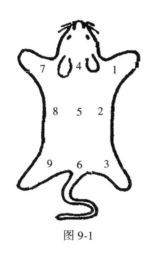

图 9-1

（三）实验动物的捉拿方法

1. 小鼠捉拿方法

可采取双手法和单手法两种形式，其中双手法更为常用。

（1）双手法：右手提起鼠尾，放在鼠笼盖或其他粗糙面上，向后方轻拉，小白鼠则将前肢固定于粗糙面上。此时，迅速用左手拇指和食指捏住小白鼠颈背部皮肤（图 9-2），并以小指与手掌尺侧夹持其尾根部，固定于手中。注意抓小鼠尾巴应抓住尾巴中部，不能仅捏住小鼠尾巴的尾端，因为这时小鼠的重量全部集中到尾端，如果小鼠挣扎，有可能弄破尾端。

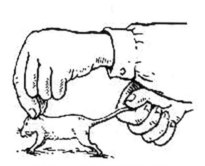

图 9-2　小白鼠的捉拿方法

（2）单手法：小白鼠置于笼盖上，先用手掌尺侧及小指夹住尾根部，然后用左手拇指与食指捏住颈部皮肤。

2. 大鼠捉拿方法

大鼠容易激怒咬人，捉持时左手应戴防护手套或用厚布盖住大鼠，先用右手抓住鼠尾，再用左手拇指和食指握住头部，其余手指与手掌握住背部和腹部（图9-3）。不要用力过大，切勿捏其颈部，以免窒息致死。

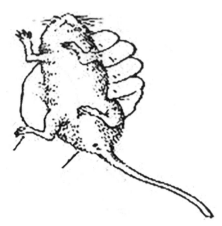

图 9-3　大白鼠的捉拿方法

（四）小鼠和大鼠的麻醉方法

小鼠的麻醉方法主要有吸入麻醉和注射麻醉，注射麻醉时多采用腹腔注射法，可根据实验需要进行选择。大鼠多采用腹腔麻醉，也可用吸入麻醉。

1. 吸入麻醉

小鼠吸入麻醉常用乙醚（ether）或异氟醚（isoflurane）作为麻醉药。将乙醚滴在棉球上放入玻璃罩内，利用其挥发的性质，经呼吸道进入肺泡，对小鼠进行麻醉。吸入后 15～20min 开始发挥作用。

优点：麻醉深度易于掌握，比较安全，术后动物苏醒较快。

缺点：需要专人管理，在麻醉初期常出现强烈兴奋现象，对呼吸道有较强的刺激作用，使黏液分泌增加，易阻塞呼吸道而发生窒息。对于经验不足的操作者，容易因麻醉过深而致小鼠死亡。另外，乙醚易燃、易爆，对人亦有作用，使用时应避火、通风，并注意安全。

2. 注射麻醉

小鼠的注射麻醉多为腹腔注射。

巴比妥类：各种巴比妥类药物的吸收和代谢速度不同，其作用时间亦长短不一。戊巴比妥钠（sodium pentobarbital）在实验中最为常用。常配成 1%～3% 水溶液，由静脉或腹腔给药。一次给药麻醉的有效作用时间持续为 3～5h，属中效巴比妥类。静脉注射时，前1/3剂量可快速注射，以快速度过兴奋期；后 2/3 剂量则应缓慢注射，并密切观察动物的肌肉紧张状态、呼吸频率和深度及角膜反射。动物麻醉后，常因麻醉药作用、肌肉松弛和皮肤血管扩张，致使体温缓慢下降，所以应设法保温。硫喷妥钠(sodium thiopental)水溶液不稳定，故需在使用之前临时配制成 2.5%~5% 溶液经静脉注射。一次给药可维持 0.5~1h。实验时间较长时可重复给药，维持量为原剂量的 1/10~1/5，适用于较短时程的实验，属短效或超短效类。巴比妥类药物对呼吸中枢有较强的抑制作用，麻醉过深时，呼吸活动可完全停止，故应注意防止给药过多、过快。巴比妥类药物对心血管系统也有复杂的影响，故不用于研究心血管功能的实验动物麻醉。

乌拉坦(urethane)：又名氨基甲酸乙酯，作用性质温和，易溶于水，使用时配成 10%~25% 溶液。乌拉坦对动物麻醉作用强大而迅速，安全范围大，多数动物实验都可使用，更适用于小动物麻醉。可导致较持久的浅麻醉，对呼吸无明显影响。优点是价廉，使用简便，一次给药可维持 4~5h，且麻醉过程较平稳，动物无明显挣扎现象。缺点是苏醒慢，麻醉深度和使用剂量较难掌握。若注射剂量过大，则可致动物血压下降，且对呼吸影响也很大，因此，麻醉时的动物保温尤为重要。

(五) 小鼠和大鼠的给药途径及方法

小鼠在进行灌胃给药、皮下注射、肌肉注射和腹腔注射时，采用单手法。

大鼠的抓取基本同小鼠，也可将大鼠固定在大鼠固定器或大鼠固定板上(见图 9-3)。

1. 灌胃(po)

左手固定小鼠，右手持灌胃器，灌胃针头自口角进入口腔，紧贴上腭插入食道(图 9-4)，如遇阻力，可将灌胃针头抽回重插，以防损伤。常用灌胃量为 0.1~0.2mL/10g。

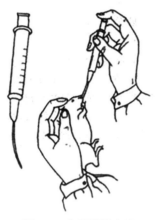

图 9-4　小鼠灌胃方法

2. 皮下注射(ih)

可用腹部、背部、腹股沟的皮下，此处皮肤比较松弛，也可由助手协助。注药量一般为 0.1~0.2mL/10g。

3. 肌肉注射(im)

一人抓住小鼠头部皮肤和尾巴，另一人持连 4 号针头的注射器，将针头刺入后腿外侧肌肉。注射量一般不超过 0.1~0.2mL/只。

4. 静脉注射(iv)

将小鼠置入固定器,酒精涂擦尾部,以使血管扩张。自尾部末端刺入,刺入血管后抽针芯可见回血(图9-5)。常用注射量为 0.1~0.2mL/10g。

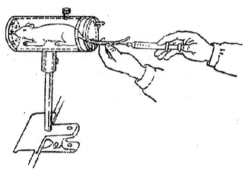

图9-5　小鼠尾静脉注射方法

5. 腹腔注射(ip)

将小鼠固定后,从下腹部外侧进针,深度较皮下注射深(图9-6)。常用注射量为 0.1~0.2mL/10g。

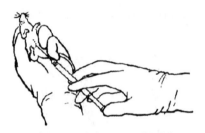

图9-6　小鼠腹腔注射法

大鼠的灌胃、腹腔注射、皮下注射及尾静脉注射与小鼠相似。静脉注射也可在麻醉下行舌下静脉注射。

(六)小鼠和大鼠的处死、尸检及尸体处理方法

1. 颈椎脱位处死法

术者左手持镊子或用拇指、食指固定鼠头后部,右手捏住鼠尾,用力向后上方牵拉,听到鼠颈部咔嚓声即颈椎脱位,脊髓断裂,鼠即死亡。

2. 小鼠的尸检方法

剖检时,必须对病尸的病理变化做到全面观察、客观描述、详细记录,然后进行科学分析和推理判断,从而作出符合客观实际的病理学诊断。具体内容如下:

(1)体表检查:检查动物的编号、性别、分组情况、记录死亡时间或活杀时间;观察动物的外形、年龄、胖瘦、毛色、营养状态;有无黏膜出血、黄疸、溃疡和外伤;有无皮

肤出血及生殖器官病变。通过对动物尸体改变情况的观察，以尸冷、尸僵或尸体腐败等表现来描述。

（2）脏器采出检查：观察胸、腹皮下组织有无出血、感染。

（3）胸腔、腹腔检查：观察胸腔、腹腔内有无积液、血液或炎性渗出物。

（4）胸腔、腹腔脏器的取出及检查：采用脏器联合取出检查法。先取胸腔脏器，后取腹腔脏器。

胸腔脏器的取出及检查：完整剥离气管、支气管、肺及心脏，观察气管、支气管黏膜及肺有无出血点及炎性渗出，心脏包膜内有无积液。

腹腔脏器的取出及检查：首先取脾脏；其次依次取出胃、十二指肠、胰腺、肠系膜（包括淋巴结）、空肠、回肠、结肠、直肠；最后取出肝脏及肾上腺，观察各脏器有无膨胀、出血点、炎性渗出及淋巴结肿大。

（5）泌尿生殖系统脏器的取出及检查：完整取出肾脏、输尿管、膀胱，睾丸、附睾及前列腺，观察各脏器有无出血点、炎性渗出，肾脏皮质、髓质分界是否清晰，厚度是否正常。

（6）脑和脊髓的取出及检查：脑和脊髓的取出最后完成，观察硬脑膜有无充血、出血等异常变化，矢状窦有无血栓及静脉炎，脑回、脑沟有无异常变化。

（7）病理组织学检查：将病变明显的脏器用 10% 甲醛固定，HE 染色，观察病理学改变。

3. 鼠尸体处理方法

对已进行过药物实验的动物尸体，应在原地用消毒液喷雾消毒，并用包装袋打包密封，集中统一送到动物实验中心进行焚烧处理。对一些具有传染性或者有毒性的药物实验的动物，可参照国家有关生物安全通用要求进行处理。

（七）取样与标本制作

1. 小鼠和大鼠的取血方法

（1）剪尾取血法：将清醒鼠装入鼠固定器中，将鼠身裹紧，露出尾巴，用酒精涂擦或用温水浸泡使血管扩张，剪断尾尖后，尾静脉血即可流出，用手轻轻地从尾根部向尾尖挤捏，可取到一定量的血液。取血后，用棉球压迫止血；也可采用交替切割尾静脉方法取血。用一锋利刀片在尾尖部切破一段尾静脉，静脉血即可流出，每次可取 0.3～0.5mL，供一般血常规实验。三根尾静脉可替换切割，由尾尖向根部切割。由于鼠血易凝，需要全血时，应事先将抗凝剂置于采血管中，如用血细胞混悬液，则立即与生理盐水混合。

（2）眼球后静脉丛取血法：左手持鼠，拇指与中指抓住颈部皮肤，食指按压头部向下，阻滞静脉回流，使眼球后静脉丛充血，眼球外突。右手持 1% 肝素溶液浸泡过的自制吸血器，从内眦部刺入，沿内下眼眶壁，向眼球后推进 4～5mm，旋转吸血针头，切开静脉丛，血液自动进入吸血针筒，轻轻抽吸血管（防止负压压迫静脉丛使抽血更困难），拔出吸血针，放松手压力，出血可自然停止；也可用特制的玻璃取血管（管长 7～10cm，前端拉成毛细管，内径 0.1～1.5mm，长为 1cm，后端管径为 0.6cm）。必要时可在同一穿刺孔重复取血。

(3)眼眶取血法：左手持鼠，拇指与食指捏紧头颈部皮肤，使鼠眼球突出，右手持弯镊或止血钳，钳夹一侧眼球部，将眼球摘出，鼠倒置，头部向下，此时眼眶很快流血，将血滴入预先加有抗凝剂的玻璃管内，直至流血停止。此法由于取血过程中动物未死，心脏不断跳动，一般可取鼠体重4%~5%的血液量，是一种较好的取血方法，但只适用一次性取血。

(4)心脏取血：动物仰卧固定于鼠板上，实验者用剪刀将心前区毛剪去，用碘酒、酒精消毒此处皮肤，在左侧第3~4肋间用左手食指摸到心搏，右手持连有4~5号针头的注射器，选择心搏最强处穿刺，当针头正确刺入心脏时，鼠血由于心脏跳动的力量，自然进入注射器。

(5)断头取血：实验者戴上棉手套，用左手抓紧鼠颈部位，右手持剪刀，从鼠颈部剪掉鼠头，迅速将鼠颈端向下，对准备有抗凝剂的试管，收集从颈部流出的血液，小鼠可取血0.8~1.2mL，大鼠可取血5~10mL。

(6)颈动静脉、股动静脉取血：麻醉动物背位固定，一侧颈部或腹股沟部去毛，切开皮肤，分离出静脉或动脉，注射针沿动静脉走向刺入血管。20g小鼠可抽血0.6mL，300g大鼠可抽血8mL；也可把颈静脉或颈动脉用镊子挑起剪断，用试管取血或注射器抽血，股静脉连续多次取血时，穿刺部位应尽量靠近股静脉远心端。

2. 血样本的制备和保存方法

(1)血清的制备：取血后应尽快分离血清，否则易溶血。将装有血液的容器放在室温或37℃温箱(约1h)，使其充分凝固。以3000~4000rpm离心10min，其上层液即为血清。

(2)血浆的制备：采血时，使用肝素或枸橼酸钠等抗凝剂抗凝，可在取血前给动物全身抗凝，或取血后在取血管内将血液和抗凝剂充分混合。将抗凝后的大鼠血液以3000~4000rpm离心10min，其上层液即为血浆。

(3)血清(血浆)的保存方法：将血清(血浆)分装于灭菌小瓶，贮存于-20℃或-70℃，或加0.1%叠氮钠或0.01%硫柳汞后，贮存于4℃冰箱。标本应避光保存，保存容器以玻璃、聚氯乙烯和聚四氟乙烯品为宜。低温保存的样品不能在室温慢慢溶解，应放在25~37℃水浴中短时间快速溶解，充分混匀。血液标本必须避免重复冻溶，否则会使血液成分改变。

3. 脏器取材方法

(1)脑组织：将鼠麻醉后固定于解剖台上，放血处死。用手术剪于鼠头顶正中剪开皮肤，逐层剪开皮下组织、筋膜和肌肉等，充分暴露顶部头骨。以骨钳仔细咬除双侧眼眶上缘的额崤以打开颅腔，尖手术剪沿骨缝剪切，揭去顶部头骨，暴露脑组织。用眼科剪剪断与脑组织相连的神经，将全脑取出。

(2)心脏：以手术剪向胸部延伸颈部切口，沿正中线逐层剪开皮肤、皮下组织、筋膜和肌肉等使胸壁骨骼暴露。去除前胸壁。左手食指自心尖处将心脏轻轻托起，右手执手术剪由左侧至右侧依次剪断与心脏相连的肺动脉、主动脉弓和上腔静脉等，同时剪断支配心脏的神经，使心脏上部与纵隔游离。由左至右轻轻翻动心脏，用手术剪依次剪断心脏后侧的左、右肺静脉和下腔静脉，同时剪去心脏与纵隔和胸壁连结胸膜等，使心脏与胸壁后侧完全游离，最终将心脏连同心包取出到体外。

（3）肺：心脏取材完成后，自颈部切口将气管轻轻提起，在气管杈上方将气管剪断。镊子轻轻提起肺侧气管残端，同时以手术剪分离气管与颈部及纵隔间的结缔组织，使气管游离。继续提起肺侧气管残端，以手术剪分离气管杈与纵隔、食管和主动脉等之间的结缔组织连结。继续以手术剪分离与肺门连结的胸膜、神经、血管和其他结缔组织，使肺游离而取出至体外。

（4）肝：用手术剪于腹部正中逐层剪开皮肤、皮下组织、筋膜和肌肉等，直至暴露腹腔脏器。将肝脏轻轻向上翻起，暴露门脉区，以手术剪依次剪断肝十二指肠韧带、胆总管、门静脉和肝动脉，使肝脏的腹面游离。将膈肌向头部牵引，暴露镰状韧带，并将其剪断使肝脏的壁面游离。将肝脏的乳头状突从胃小弯后牵出，将尾状叶从肾脏前托出，以手术剪剪断肝背面的三角韧带、肝静脉和下腔静脉等，使肝脏游离取出。

（5）胃：将胃壁轻轻提起，选定膈肌下食管与贲门交界处，手术刀垂直于管壁以单一方向的动作切断该处连结。选定幽门与十二指肠交界处，手术刀垂直于管壁以单一方向的动作切断该处连结。以手术剪剪除胃壁四周的大网膜、小网膜、神经和血管等，使胃部完全游离并移出至体外。

（6）脾：将右侧肋缘及膈肌向上提起，以暴露脾脏，将脾脏从网膜上轻轻提起。以手术剪剪断脾缔处的脾动脉和脾静脉等，剪断脾周与之相连的大网膜，将游离的脾脏取下。

（7）肾上腺：在肝、胃和脾等上腹部器官取材完毕后，在后腹壁主动脉旁找到左、右肾，轻轻剥离肾脏前的后腹膜，使两肾充分暴露。于右肾上方前内侧可见豆状的右肾上腺，将一弯镊尖端伸到肾上腺与肾脏之间，收紧镊子，以分离两者之间的连结组织，以手术剪剪断与肾上腺相连的神经和血管等，使右肾上腺游离并取出到体外。于左肾上方前内侧可见卵圆形的左肾上腺，用前述方法将鼠左肾上腺游离并取出到体外。

（8）肾脏：将左肾轻轻提起，在肾门处以手术剪剪断与肾脏相连的神经、血管、淋巴管和输尿管等，使左肾游离并取出到体外。用前述方法将右肾游离并取出到体外。

（9）十二指肠：一手轻轻提起小肠，选定幽门与十二指肠交界处（十二指肠段的标志为出现肠壁淋巴集结，又称肠扁桃体），手术刀垂直于管壁以单一方向的动作切断该处连结。由上述切口处沿肠壁向下端移行 10cm，手术刀垂直于管壁以单一方向的动作切断该处连结。以手术剪剪断与十二指肠相连的胆总管，若有直接开口于十二指肠的胰管，则也应同时剪断，剥离与之相邻的胰头，剪断与之连接的十二指肠悬韧带、肠系膜、神经和血管等，使十二指肠完全游离并移出至体外。

（10）空肠：在十二指肠取材完成后，轻轻提起小肠，将空肠连同肠系膜轻轻牵引至腹腔外。任意选取一段长度为 10cm 的空肠，两端以手术刀垂直于管壁以单一方向的动作切断该处连结。以手术剪剪断与空肠连接的肠系膜、神经和血管等，使肠段完全游离并移出至体外。

（11）回肠：在空肠取材完成后，轻轻提起小肠，将回肠和回盲部连同肠系膜轻轻牵引至腹腔外。选取全段回肠，分别在回肠与空肠和回肠与盲肠连结处，以手术刀垂直于管壁以单一方向的动作予以切断。以手术剪剪断与回肠连接的肠系膜、神经和血管等，使肠段完全游离并移出至体外。

（12）直肠：对空回肠取材完毕后，手术剪沿腹壁向下延伸腹部切口直到耻骨联合，剪开皮肤，充分暴露耻骨，以骨钳咬开耻骨联合，取走骨盆前部的碎骨，以使盆腔充分暴露。在回肠和泌尿、生殖系统取材完成后，轻轻提起结肠，将结肠连同肠系膜轻轻牵引至腹腔外。选取全段直肠，在直肠与乙状结肠连接处，以手术刀垂直于管壁以单一方向的动作予以切断。轻轻提起直肠残端，剪开其周围与盆腔相连的腹膜和其他结缔组织，剪断与直肠相连的肌肉、神经、血管等，使直肠四围游离。剪断肛门周围的皮肤，使直肠完全游离并移出至体外。

（13）膀胱：用手术剪沿腹壁向下延伸腹部切口直到耻骨联合，剪开皮肤，充分暴露耻骨，以骨钳咬开耻骨联合，取走骨盆前部的碎骨以使盆腔充分暴露。在耻骨联合后方找到一袋囊状略透明器官即为膀胱，通常有一定量尿液充盈。提起动物腹壁，将与膀胱腹侧相连的膀胱脐韧带剪断，使膀胱腹面游离。将膀胱底轻轻提起，用手术剪将膀胱两侧与骨盆侧壁相连的膀胱脐侧褶剪断，同时贴壁剪断在膀胱两侧的输尿管，使膀胱两侧面游离。继续以镊子轻轻提起膀胱底，钝性分离直肠膀胱隔（雄性）或膀胱阴道隔（雌性），使膀胱后侧游离。剪断膀胱颈，将游离的膀胱移出至体外。

4. 脏器病理学取材和固定

（1）脑组织：剖开颅骨，取出脑组织，称取重量。在脑底较大动脉下方穿一根线，悬吊在盛有固定液的大瓶中，室温固定 12~24h。从大瓶中取出脑组织，左右各切一刀，做"V"形切口，取下小脑，用脑刀横切一刀，取其中一块组织，放入小瓶中固定 6~12h。取大脑组织，将脑组织放在蜡板上，自前额叶做冠状切面，逐层检查。根据实验要求，观察病理变化，选择其中一块切面组织，既要包括病灶，又要有其周围正常组织。将切取的脑组织块，放入贴有标签的小瓶内。于室温再固定 6~12h。

（2）心脏：用手术刀从中间作纵断切面，取中间一块组织，应包括心房、心室壁各层结构及冠状动脉。检查心肌纤维的微细结构，用手术刀按乳头肌长轴作纵断切面，可以观察大量的浦肯野氏纤维。需完整观察心房和心室与心瓣膜三者关系时，可用手术刀将心房与心室交界处的上下各 0.5cm 切下，作纵断切面。一般心脏取材则可取横切面 1~2 块。所取心脏组织块投入对应写有编号并盛有 10% 中性福尔马林的小瓶中，于室温固定 6~12h。做弹力纤维染色的组织，应投入对应编号的盛有酒精-甲醛混合固定液，于室温固定 12~24h。

（3）肺：一般用解剖手术刀从肺叶的下 1/3 处横切到气管旁。解剖刀向下（上）平移 0.25cm，再一次横切至气管旁，根据观察选择横切部位。在有病理变化区域，剪一块既包括支气管，又含有一侧被膜的肺组织。一般取肺组织 2~4 块，取横切面。将取出的肺组织，投入盛固定液的小瓶中。用中号圆头镊子，在固定液中轻轻地平放肺组织，驱除其中的空气。对肺组织块挤压操作，直到组织块沉下去不再漂浮起来为止。肺组织块在小瓶中，于室温固定 12~24h。

（4）肝脏：左手拿着小块纱布将肝脏组织轻轻地按在蜡板上。右手持解剖刀应自上向下切一最大的切面。再连续作多个同样的切面检查。以病变区域为主，取最大切面 2 块，需包括被膜的组织。将组织块放入对应编号的盛有固定液的小瓶内，于室温固定 6~24h。

（5）胃：胃沿大弯剪开，继续剪断二指肠。称取胃的重量，测量大小，检查其内腔的内容物及黏膜的情况，做好记录。取胃小弯组织 1~2 块，大小为 1.5cm×0.5cm×胃壁厚度（长度为皱襞的横切）。将取下的胃组织块投入对应写有编号的盛有 10% 中性福尔马林的小瓶中，于室温固定 6~12h。

（6）脾脏：称取重量，测量大小，观察包膜的颜色、硬度等，做好取材记录。用手术刀在脾脏的中断和两端切横断面，取两块 0.25cm 厚的横切面组织。将取下脾脏组织块投入对应写有编号的盛有 10% 中性福尔马林的小瓶中，于室温固定 6~12h。

（7）肾上腺：两肾上腺可一起测重量，两肾上腺各横切一刀，观察肾皮质及髓质。做好取材记录。两肾上腺各取一块 0.25cm 厚度横切面组织。将取下的肾上腺组织块分别投入对应写有编号的盛有 10% 中性福尔马林的小瓶中，于室温固定 6~24h。

（8）肾脏：用纱布将肾脏组织轻轻按在取材蜡板上。右手持解剖刀或手术刀，从肾外缘向肾门方向剖开。左、右两肾各取一半组织，应包括包膜、皮质、髓质及肾盂等结构。将取的左、右两半肾组织分别投入贴有编号的盛有 10% 固定液的小瓶中，于室温固定 6~24h。

（9）十二指肠：观察肠管颜色、粗细、腔内的内容物，做好记录。剪断 2~3 段肠管，长度为 0.5~0.8cm。将切取的肠管组织放入流水中轻轻漂洗两次，尽量除去管内的内容物。将所取的十二指肠组织块投入对应写有编号的盛有 10% 中性福尔马林的小瓶中，于室温固定 6~24h。

（10）空回肠：用中号圆头镊子和眼科剪分离出各类肠道组织。确定空肠和十二指肠相接处，回拨末端为盲肠和大肠相连的部位。检查各段肠道的粗细、颜色及腔内的内容物，做好记录。从十二指肠相接处切断其为空肠，根据需要取两段，长度为 0.5cm 的肠管组织。靠近大肠相接处，剪断肠管前段组织，对回肠或大肠，根据需要取两段长度为 0.5cm 肠管组织。将取的空肠、回肠组织块分投入对应写有编号的盛有 10% 中性福尔马林的小瓶中，于室温固定 6~24h。

（11）直肠：用中号圆头镊子和眼科剪分离出最后一段肠道，其末端与肛门相连。剪断与肛门的连接，检查肠管的颜色、粗细及腔管内的内容物，做好记录。用剪刀剪取两段长度为 0.5cm 肠道组织。将取的直肠组织块投入对应写有编号的盛有 10% 中性福尔马林的小瓶中，于室温固定 6~24h。

（12）膀胱：称取重量，测量大小和体积，观察组织是否呈半透明状，伸缩性及颜色的变化等，做好检查记录。根据观察情况，剖开膀胱，切取 1~2 块 1cm×0.4cm×壁厚的组织。将切取的组织投入对应贴有编号的盛有 10% 中性福尔马林的小瓶内，于室温固定 6~24h。如不能及时脱水，可放于 4℃ 冰箱。

5. 组织匀浆的制备和保存方法

称取组织 1g，用生理盐水洗净，剪碎，用滤纸吸干，转入匀浆管中。加 9mL 生理盐水。将匀浆管置于冰水中，用电动匀浆器匀浆，所得匀浆液即为 10% 组织匀浆。将匀浆液分装于冻存管中，以 -80℃ 保存。

（八）实验药品

1. 给药剂量的确定

在观察一个药物的作用时，应该给动物多大的剂量，在实验开始时就应该确定。剂量太小，作用不明显；剂量太大，又可能引起动物中毒死亡。给药剂量可以按下列方法来确定：

（1）根据有关文献、实验教材、实验参考书提供的药物剂量。由于药物批号不同、动物、环境条件的差异，必要时通过预备实验调整用药剂量。

（2）根据临床常用有效剂量换算成实验动物剂量。

①对于新药剂量的确定，先用小鼠粗略地探索中毒剂量或致死剂量，然后用小于中毒量的剂量，或取致死量的若干分之一为应用剂量，一般为1/10~1/5。通过预试来确定。

②植物药粗制剂的剂量多按生药折算。

③化学药品可参考化学结构相似的已知药物，特别是其结构和作用都相似的药物剂量。

④确定剂量后，如第一次实验的作用不明显，动物也没有中毒的表现（如体重下降、精神不振、活动减少或其他症状），可以加大剂量再次实验。如出现中毒现象，作用也明显，则应降低剂量再次实验。一般情况下，在适宜的剂量范围内，药物的作用常随剂量的加大而增强。所以，有条件时，最好同时用几个剂量作实验，以便迅速获得有关药物作用的较完整的资料。如实验结果出现剂量与作用强度之间毫无规律，则更应慎重分析。

⑤用大动物进行实验时，开始的剂量可采用给鼠类剂量的1/15~1/2，以后可根据动物的反应调整剂量。

⑥确定动物给药剂量时，要考虑给药动物的年龄大小和体质强弱。一般确定的给药剂量是用于成年动物，幼小动物应减小剂量。

⑦确定动物给药剂量时，要考虑因给药途径不同，所用剂量也不同。如口服量为100时，灌肠量应为100~200，皮下注射量为30~50，肌肉注射量为25~30，静脉注射量为25。

2. 实验动物与人用药量的换算

人与动物对同一药物的反应性不同。一般可按下列比例换算：人用药量为1，小鼠、大鼠为25~50，兔、豚鼠为15~20，犬、猫为5~10。也可按以下方法进行人与不同种类动物之间药物剂量的换算：

（1）按体表面积直接计算法。

①人体体表面积计算法：计算我国人的体表面积，一般认为许文生公式较适宜，即

$$体表面积（m^2）= 0.0061×身高（cm）+0.0128×体重（kg）-0.1529$$

②动物的体表面积计算：有许多种方法，在需要由体重推算体表面积时，一般认为Meeh-Rubner公式较为适用，即

$$A（体表面积，m^2）= K×（W^{2/3}/10000）$$

式中，W 为体重，以 g 计算；K 为一常数，随动物种类而不同，小鼠和大鼠为9.1、豚鼠9.8、家兔10.1、猫9.8、犬11.2、猴11.8、人10.6（这些 K 值各资料报道略有出入）。

应当指出，这样计算出来的体表面积还是一种粗略的估计值，不一定完全符合于每个

动物的实测数值。

【例】 某利尿药大白鼠灌胃给药时的剂量为 250mg/kg，试粗略估计犬灌胃给药时可以试用的剂量。

解：实验用大白鼠的体重一般在 200g 左右，其体表面积为：

$$A = 9.1 \times (200^{2/3}/10000) = 0.031 (\text{m}^2)$$

250mg/kg 的剂量如改以 mg/m² 表示，即

$$(250 \times 0.2)/0.031 = 1608 (\text{mg/m}^2)$$

实验用犬的体重一般在 10kg 左右，其体表面积为：

$$A = 11.2 \times 10000^{2/3}/10000 = 0.5198 (\text{m}^2)$$

于是犬的适当试用剂量为 1608×0.5198/10 = 84 (mg/kg)。

（2）按 mg/kg 折算 mg/m² 转换因子计算。即按剂量（mg/kg）×甲动物转换因子/乙动物转换因子计算。mg/kg 的相应转换因子可由表 9.1 查得（即为按 mg/m² 计算的剂量）。

表 9.1 　　　　　　　　　**不同种类动物间剂量换算时的常用数据**

动物种类	K 值	体重（kg）	体表面积（m²）	转换因子[mg/(kg·mg/m²)]	每千克体重占体表面积相对比值
小白鼠	9.1	0.018	0.0063	2.9	1.0
		0.020	0.0067	3.0 粗略值 3	(0.02kg)
		0.022	0.0071	3.1	
		0.024	0.0076	3.2	
大白鼠	9.1	0.1	0.0196	5.1	0.47
		0.15	0.0257	5.8 粗略值 6	(0.02kg)
		0.20	0.0311	6.4	
		0.25	0.0461	6.9	
豚鼠	9.8	0.30	0.0439	6.8	0.40
		0.40	0.0532	7.5 粗略值 8	(0.40kg)
		0.50	0.0617	8.1	
		0.60	0.0697	8.6	
家兔	10.1	1.50	0.1323	11.3	0.24
		2.00	0.1608	12.4 粗略值 12	(2.0kg)
		2.50	0.1860	13.4	
猫	9.9	2.00	0.1571	12.7	0.22
		2.50	0.1824	13.7 粗略值 14	(2.5kg)
		3.00	0.2059	14.6	

续表

动物种类	K值	体重（kg）	体表面积（m²）	转换因子 [mg/(kg·mg/m²)]	每千克体重占体表面积相对比值
犬	11.2	5.00	0.3275	15.3	0.16
		10.00	0.5199	19.2 粗略值19	（10.0kg）
		15.00	0.6812	22.0	
猴	11.8	2.00	0.1873	10.7	0.24
		3.00	0.2455	12.2 粗略值12	（3.0kg）
		4.00	0.2973	13.5	
人	10.5	40.00	1.2398	32.2	0.08
		50.00	1.4386	34.8 粗略值35	（50.0kg）
		60.00	1.6246	36.9	

（3）按每千克体重占有体表面积相对比值计算。各种动物的"每千克体重占有体表面积相对比值（简称体表面积比值）"，见表9.1。

还是用上述例题。

解：250×0.16（犬的体表面积比值）/0.47（大鼠的体表面积比）= 85（mg/kg）即为犬的适当试用剂量。

（4）按人和动物间体表面积折算的等效剂量比值（表9.2）计算。

表9.2　　　　　　　**人和动物间按体表面积折算的等效剂量比值表**

动 物	小白鼠（20g）	大白鼠（200g）	豚鼠（400g）	家兔（1.5kg）	猫（2.0kg）	猴（4.0kg）	犬（12kg）	成人（70kg）
小白鼠（20g）	1.0	7.0	12.25	27.8	29.7	64.1	124.2	87.9
大白鼠（200g）	0.14	1.0	1.74	3.9	4.2	9.2	17.8	56.0
豚鼠（400g）	0.08	0.57	1.0	2.25	2.4	5.2	9.2	31.5
家兔（1.5kg）	0.04	0.25	0.44	1.0	1.08	2.4	4.5	14.2
猫（2.0kg）	0.03	0.23	0.41	0.92	1.0	2.2	4.1	13.0
猴（4.0kg）	0.016	0.11	0.19	0.42	0.45	1.0	1.9	6.1
犬（12kg）	0.008	0.06	0.10	0.22	0.23	0.52	1.0	3.1
成人（70kg）	0.0026	0.018	0.031	0.07	0.078	0.16	0.32	1.0

还是用上述例题。

解：12kg犬的体表面积为200g大鼠的17.8倍，该药大鼠的剂量为250mg/kg，200g大鼠的需给药量为 250×0.2 = 50（mg），于是犬的适当试用剂量为50×17.8/12 =

74(mg/kg)。

（5）按人与各种动物以及各种动物之间用药剂量换算。已知 A 种动物每千克体重用药量，欲估计 B 种动物每千克体重用药剂量时，可查表9.3找出折算系数（W），再按下列公式计算：

$$B 种动物的剂量(mg/kg) = W \times A 种动物的剂量(mg/kg)$$

【例】　已知某药对小鼠的最大耐受量为 20mg/kg（20g 小鼠用 0.4mg），请折算为家兔用药量。

解：查表，A 种动物为小鼠，B 种动物为家兔，交叉点为折算系数 $W=0.37$，故家兔用药量为：$0.37 \times 20mg/kg = 7.4mg/kg$，1.5kg 家兔用药量为 11.1mg。

表9.3　　　　　　　　　　　　　动物与人体的每千克体重等效剂量折算系数表

折算系数（W）		A 种动物或成人						
		小鼠(20g)	大鼠(200g)	豚鼠(400g)	兔(1.5kg)	猫(2.0kg)	犬(12kg)	成人(70kg)
B种动物或成人	小鼠(20g)	1.0	1.4	1.6	2.7	3.2	4.8	9.01
	大鼠(200g)	0.7	1.0	1.14	1.88	2.3	3.6	6.25
	豚鼠(400g)	0.61	0.87	1.0	1.65	2.05	3.0	5.55
	兔(1.5kg)	0.37	0.52	0.6	1.0	1.23	1.76	3.30
	猫(2kg)	0.30	0.42	0.48	0.81	1.0	1.4	2.70
	犬(12kg)	0.21	0.28	0.34	0.56	0.68	1.0	1.88
	成人(70kg)	0.11	0.16	0.18	0.304	0.371	0.531	1.0

3. 药物浓度与给药容量的确定

决定了药物的给药剂量以后，应该配制成何种浓度呢？首先应当了解供试动物的相应给药途径的最适给药容量，然后计算给药浓度。

【例】　已知戊巴比妥钠给家兔静脉注射时的适当剂量为 25mg/kg，问：宜将戊巴比妥钠配成何种浓度的溶液？

解：家兔静脉注射时的最适给药剂量为 1mL/kg。因采用戊巴比妥钠 25mg/kg 的剂量，即所配溶液中必须每 1mL 含戊巴比妥钠 25mg，换算成百分浓度为 2.5%（即每 100mL 中有 2.5g 戊巴比妥钠）。

在需要按照预定剂量利用现成药液给药时，又该怎样计算每个动物应当给予的药液容量呢？见下例。

【例】　盐酸吗啡给小白鼠腹腔注射时的剂量为 15mg/kg。现有药物的浓度为 0.1%，问：22g 体重的小白鼠应注射此种药液多少毫升？

解：按 15mg/kg 的剂量计算，22g 体重的小白鼠应给药 $15 \times 0.022 = 0.33$（mg）。

0.1% 浓度的药液是指每 100mL 中有 0.1g（100mg），即每 1mL 中有 1mg。

0.33/1=0.33，所以 22g 体重的小白鼠应注射此种药液 0.33mL。

4. 常用溶液的配制方法

1）常用抗凝剂的配制与用法

（1）枸橼酸钠：无色结晶或白色结晶性粉末，无嗅，味咸，在空气中微具潮解性，易溶于水，不溶于乙醇。抗凝作用较弱，且碱性较强，不适合作化学测定血样的抗凝剂。

3.8%枸橼酸钠水溶液：该溶液与血液以 1∶9 的比例混合，可用于动物红细胞沉降率的测定。每毫升血液中直接加入 3~5mg 枸橼酸钠，也能达到抗凝的目的。

5%~6%的枸橼酸钠水溶液：供狗急性血压实验；兔则需用 5%的浓度。

复方枸橼酸钠水溶液：供猫急性血压实验抗凝用。其配方为枸橼酸钠 5.6g、枸橼酸 0.5g 和葡萄糖 2.9g，蒸馏水定容至 100mL。

（2）草酸钾：无色无嗅结晶，易溶于水，微溶于乙醇。

10%草酸钾溶液：用于体外抗凝。在试管中加本溶液 0.2mL，旋转试管，使溶液均匀分布于管壁，置于 80℃ 以下干燥箱中烘干备用（温度>80℃ 可使草酸钾分解为碳酸钾而失效）。如此制备的试管可防止 10mL 血液凝固，加入血量不足 10mL，可按比例减少草酸钾溶液用量，过多草酸钾可致溶血。由于草酸钾是与血液中的 Ca^{2+} 结合成不溶性的草酸钙而发挥抗凝作用，故本品不能用于测定钙和钾的血液样品的抗凝。

草酸钾-草酸铵混合溶液：用于体外抗凝。取草酸钾 0.8g，草酸铵 1.2g，用蒸馏水定容至 100mL。混合溶液 0.5mL 置于试管中，均匀浸润管壁，烘干备用（温度<80℃）。每管可防止 5mL 血液凝固，适用于红细胞压积测定。由于该溶液含氮，故不能用于非蛋白氮的测定。

（3）肝素：白色或类白色无定形粉末，无味或几无味，有引湿性，易溶于水，不溶于乙醇、丙酮等有机溶剂。肝素抗凝作用强，体内外均有效。市售肝素钠注射液每毫升含肝素 12500U（相当于肝素钠 125mg，即 1mg=100U）。

体外抗凝：1%肝素溶液 0.1mL 加入试管内，均匀浸湿试管，80~100℃ 烘干备用，每管可防止 10mL 血液凝固；亦可直接将肝素吸取到抽血用的注射器内。

体内抗凝：肝素 500~1000U/kg，静脉注射。

2）常用生理溶液的配制

生理溶液应对维持动物内环境的稳定性有利，并对离体器官和组织的正常功能无不良影响。

（1）等渗透压：动物种类不同，体液渗透压也不完全相同，如冷血动物与温血动物体液渗透压差别很大。配制任何生理溶液，都应与实验所用动物的体液渗透压相等。

（2）pH 值稳定：生理溶液 pH 值一般保持在 7.0~7.8 之间，偏酸和偏碱都会影响组织器官的功能。生理溶液 pH 值应在动物生理 pH 值范围内，并加入稳定 pH 值的缓冲对，如 K_2HPO_4/KH_2PO_4 或 $Na_2CO_3/NaHCO_3$ 等。

（3）离子平衡：不同动物的组织器官需要不同的电解质成分。应根据所用动物的组织器官特点，选择不同生理溶液，使电解质的种类和比例适合其生理功能的需要。

（4）营养物质：如生理溶液中加入一定量的葡萄糖，可为组织提供能量；细胞培养液中需加入多种氨基酸和血清等。

3)溶液配制的注意事项

(1)凡溶液中含有 $NaHCO_3$、Na_2HPO_4 和 $CaCl_2$，均应事先分别溶解，然后再加入其他成分已充分溶解的溶液中，否则易产生沉淀。

(2)葡萄糖应在临用前加入溶液，尤其当气温较高时，以免变质长菌。

常用生理溶液的配制见表9.4。

表9.4　　　　　　　　　　　　　　　**常用生理溶液及配制**

成分	生理盐水		Ringer 液			Locke 液	Tyrode 液	Krebs 液	Dejalon 液
NaCl	6.5	9.0	9.2	9.0	8.0	6.6	9.0	6.5	8.0
KCl			0.42	0.42	0.2	0.35	0.42	0.14	0.2
$CaCl_2$			0.24	0.24	0.2	0.28	0.06	0.12	0.2
$NaHCO_3$			0.15	0.5	1.0	2.1	0.5	0.2	1.0
NaH_2PO_4					0.05			0.01	0.05
KH_2PO_4						0.162			
$MgCl_2$					0.1		0.005		0.1
$MgSO_4 \cdot 7H_2O$						0.294			
Glucose			1~2.5	1.0	1.0	2.0	0.5	1.0	1.0
O_2			含氧	含氧	含氧	含氧	含氧		含氧
CO_2									
加蒸馏水至	1000	1000	1000	1000	1000	1000	1000	1000	1000
用途	冷血动物	温血动物	温血动物心脏	温血动物心肌	温血动物小肠	哺乳动物骨骼肌豚鼠气管	大鼠子宫	冷血动物脏器	温血动物小肠

注：生理溶液种类繁多，其成分、含量和用途各家主张不一，但均大同小异；表中单位：固体为 g，液体为 mL。

☞ **思考题**

1. 使用大鼠和小鼠进行科学实验时，有哪些可用的给药途径？如何选择合适的给药途径？

2. 在研究某药物时，已知小鼠的用药剂量；如需用猴做进一步研究，如何确定这种药物的使用剂量。

第 10 章　家兔实验基本操作

实验目的

能够熟练使用哺乳类手术器械，完成家兔的捉拿、麻醉、固定、气管插管、动脉插管等实验。

实验原理与操作

一、原理

家兔体型较大，便于观察；与近似体型的动物相比较温顺，容易饲养。因此，在教学实验中多用于心血管系统功能、呼吸系统功能、泌尿系统功能、消化道系统功能的观察，以及药物的作用。在科学研究中，也常被用于致热源实验以及避孕药实验等实验中。

二、实验材料

生理盐水、乌拉坦、肝素、二甲苯、酒精、导尿管、镊子、开口器、烧杯、血管夹、针头、注射器、弯组织剪、直组织剪、刀柄、刀片、止血钳、眼科剪、医用纱布、废液缸、粗棉线、气管插管、手术缝线、膀胱插管、医用纱布

三、操作步骤

(一)家兔的捉拿

家兔性驯良，易捕捉。轻轻打开笼门，用手迅速抓住家兔颈背部皮肤，提离笼底，然后用另一只手轻轻托住臀部，将其重心承托于掌上，使家兔处于舒适、放松的状态。

注意：切忌强行提兔耳或其某一肢体从笼中拖出，易引起家兔紧张，激起其挣扎反抗。兔脚爪锐利，谨防抓伤。

(二)家兔口服喂药

给予口服固体药物时，将家兔置于台上，以左手掌从背部握住家兔的头颈部固定，以拇指和食指压迫其口角使口张开，用镊子夹住固体药物，放进家兔舌根部，使家兔迅速闭口而咽下，证实其咽下后方可松开。

注意：喂药后需迅速使家兔闭口，防止药物进入气管。

（三）家兔的灌胃

家兔灌胃器用导尿管配以木制开口器而成。

（1）本实验需 2 人完成，其中一人先将兔的躯体和下肢夹在两腿之间，左手握住双耳，固定头部，右手抓住其前肢，另一人将开口器固定于家兔口中，压住舌头，然后将灌胃管（以导尿管代替）从开口器的小孔插入兔口中，再沿上颚壁顺食管方向送入胃内，插入动作要轻、慢，边插边密切关注家兔的反应。

（2）将灌胃管的外端浸入水中，如有气泡逸出，则说明灌胃管误入气管，需拔出重新插，插好后将注射器连于灌胃管，慢慢将药液推入，如很通畅，动物不挣扎，则说明已进入胃。

（3）为避免灌胃管内残留药液，需再注入 5mL 生理盐水，然后拔出胃管，取下开口器。

注意：

（1）此方法会对动物造成一定程度的机械性损伤和心理上的影响，为了尽量减少这些不良影响，必须熟练掌握灌胃技术。

（2）灌胃前，需用灌胃管大致测量一下从口腔至胃内的位置（最后一根肋骨后）的长度，估计灌胃管插入的深度。成年家兔插入的深度一般约为 15cm。

（3）事先将灌胃管在生理盐水中浸泡，使其容易插入而不损伤食管。

（4）常用灌胃量：80~150mL。

（四）家兔的取血

（1）耳缘静脉取血：用小血管夹夹住耳根部，并以二甲苯涂局部使血管扩张，然后以酒精拭净。可待静脉扩张后，于靠近耳尖部血管，用针头刺破耳缘静脉末梢端，即有血液流出。

（2）家兔心脏取血：家兔仰卧，剪去胸前区的毛，在左侧第 3~4 肋间用右手扪及心尖搏动，右手取注射器，选择心搏最强处穿刺，血液借心脏搏动进入注射器，每次取血不超过 20~25mL。6~7 天后可以重复进行心脏穿刺取血。

注意：

（1）每次取血不能过量，以防家兔发生休克。

（2）取血过程中要时刻注意家兔状态，以防家兔突然死亡。

（五）腹腔注射麻醉

本实验需由 2 人操作。本实验所用麻醉药为 20% 乌拉坦，5mL/kg。一人的一只手抓住家兔颈背部皮肤，另一只手轻轻托住臀部，将其重心承托于掌上；另一人一手抓住家兔下肢，另一手持注射器于家兔左下腹腔注射麻醉药。注射完毕后，将家兔放置兔台上，观察家兔肌肉紧张、角膜反射和对皮肤夹捏的反应，当这些活动明显减弱或消失时，可开始固定家兔。

注意：

（1）腹腔注射麻醉药应在左下腹腔进行，回抽无肠内容物或血液。避免在右下腹腔，避免损伤肝脏。

(2)在注射麻醉药物时，可先用麻醉药物总量的 2/3，密切观察动物生命体征的变化，若已达到预计麻醉效果，剩余药液可暂不注射，以避免麻醉过深抑制呼吸中枢而导致动物死亡。

(六)家兔的固定

如果要观察血压、呼吸，进行腹部、胸部和颈部手术，需固定家兔。将动物麻醉后，仰卧位固定于手术台上，先在四肢捆好固定带，后肢系在踝关节以上，前肢系在腕关节以上。头部用固定器固定，颈部伸直，口腔与气管成一直线，保持气管畅通。

注意：尽量使颈部抻直，避免扭曲。

(七)家兔耳缘静脉注射

(1)注射前准备工作：注射前应拔除待注射血管部位的兔毛，轻揉或以手指轻弹待注射的血管，使其充盈，或用酒精棉球涂擦，待注射血管扩张。

(2)注射方法：左手食指和中指夹住静脉的近端，拇指绷紧静脉的远端，阻止静脉回流，无名指及小指垫在下面，右手持头皮针尽量从静脉的远心端刺入。若回抽注射器有暗红色血液流出或注射时无阻力、无隆起现象，则说明针头在血管内。移动拇指于针头上，以固定针头，放开食指和中指，将药物缓慢注入，然后拔出针头，用手压迫针眼片刻。

注意：

(1)进针部位宜选择在耳缘静脉远心端的血管段，若注射失败，可向近心端前移一小段再进行穿刺。

(2)可利用酒精棉球擦拭使耳缘静脉血管扩张，便于操作。

(3)静脉注射必须缓慢。

(八)清理兔毛

使用弯头剪剪掉实验部位兔毛(如颈部、胸部、腹部等部位)。

注意：

(1)左手捏住要剪的兔毛，方便剪掉后及时清理。注意不要将兔毛揪起，避免剪到皮肤和皮下神经，引起兔子的强烈挣扎。

(2)尽量及时清理干净，避免兔毛乱飞。

(九)家兔气管内插管

气管内插管的目的主要是为了辅助呼吸，测定气道压力、通气量，以及描记呼吸曲线等。

(1)气管的暴露和分离：切开皮肤后，应用止血钳对肌肉、气管、血管和神经进行钝性分离。钝性分离皮下组织，暴露颈部肌肉，分开颈部正中肌群即可看到气管。在甲状腺下 1~1.5cm 处，用止血钳将气管后的软组织稍加分离，在气管下穿二条较粗的结扎线，准备结扎固定气管插管之用。

（2）气管插管：在甲状腺以下 1~2cm 处，用手术剪将气管软骨环剪一"⊥"形切口，剪开气管口径约一半以上，用棉签向肺方向擦净气管内分泌物，然后再向肺方向插入气管插管。用已穿好的粗线扎紧后，再在插管的侧管上打结，以防插管脱出。

注意：

（1）切忌粗暴操作，避免伤及甲状腺及气管两侧后方的静脉。

（2）不要在软骨环之间的气管行组织切开，此处血管较多，如有出血，可用温湿纱布压迫片刻，同时将兔台后部抬高，使兔头位置低下，以防止血液流入气管造成窒息，出血停止后再做插管。

（3）插管前，应注意检查气管内有无分泌物，如有分泌物，宜先清理气管后插管；插管后，若气管内分泌物或血液较多，宜从插管的侧管处将液体吸出。

（4）用已穿好的粗线扎紧后，在插管的侧管上打结，以防插管脱出。

（5）气管插管的过程中应随时注意观察动物的呼吸变化。隔一段时间放开被夹闭的"Y"形管软管，避免人为性呼吸衰竭。

（十）家兔颈总动脉的分离及插管

（1）用少许肝素通过耳缘静脉注射，预防插管过程中凝血。

（2）沿胸锁乳突肌前缘分离胸骨舌骨肌与胸骨甲状肌之间的结缔组织，在肌缝下找到呈粉红色的较粗有弹性的血管，用手指触之有搏动感，即为颈总动脉。

（3）分离颈总动脉时，应选在距甲状腺以下较远地方开始，防止将甲状腺前动脉切断，用止血钳轻轻分离该动脉与神经之间结缔组织，切勿损伤血管和神经。

（4）在分离好的颈总动脉下面穿过两根结扎线，先结扎远心端，再用动脉夹夹闭血管近心端。于远心端结扎线前用眼科剪呈 45°角做"V"形切口，剪开血管管径的 1/3~1/2。

（5）将准备就绪的动脉导管插入血管 2~3cm，用备用线将导管与血管牢固结扎，并与远心端结扎线连接扎紧，以防导管滑脱出血管。

（6）取下动脉夹，可见导管中有动脉回血，并随心跳而搏动，实时观察血压。

注意：

（1）分离颈总动脉时，应选在距甲状腺以下较远地方开始，防止将甲状腺前动脉切断，并且切勿损伤血管和神经。伴行血管的一束神经中：迷走神经，最粗且明亮；交感神经次之，光泽较暗；最细的是减压神经。

（2）为了便于动脉插管，家兔颈总动脉应分离出 4~5cm。

（3）结缔组织尽量分离干净，否则插管时容易插到筋膜内。

（4）两根结扎线可通过一根线对折穿过动脉下后剪断获得。远心端结扎线和备用结扎线一定要结扎紧，避免出血。

（5）动脉夹操作时一定要小心，避免磨破动脉，最好将动脉夹深入颈总动脉下，于动脉夹中段夹闭血管，以防夹闭不完全。

（6）插入血管内的插管尽量长，以易于固定。但是一定不要插到动脉夹夹闭处，因为插管和动脉夹都是硬性材料，它们触碰易使动脉破裂。

（7）如发生血管喷血时，应迅速找到出血口，并及时夹闭近心端血管，并用棉球清理创面；如果出血持续不止，则考虑远心端结扎线未扎紧，此时应夹闭远心端；如果各种措施均不能止血，则可以考虑完全结扎实验侧颈总动脉。

(8)若是少量出血，可能只是毛细血管受到损伤，这时可用棉球轻轻压迫创面即可止血。

(十一)家兔膀胱插管

下腹部剪毛，在耻骨联合向上沿中线做长约4cm的切口，沿腹白线切开腹膜，暴露出膀胱，并将膀胱翻向体外，在膀胱底部进行荷包缝合，用结扎线将导尿器固定于膀胱上，在导尿器上插入一根细塑料管，结扎，收集尿液。

注意：家兔膀胱十分脆弱，膀胱底部进行荷包缝合，避免直接用手术刀或剪刀粗暴分离。

(十二)家兔处死

空气栓塞法，通过耳缘静脉注射空气10~20mL即可。

注意：判断家兔死亡的标准是呼吸停止。

(十三)其他注意事项

(1)创面长时间开放时，可用生理盐水浸润的纱布覆盖，以防组织风干。

(2)切开皮肤前，可少量多点注射局麻，避免家兔因损伤皮神经而剧烈反抗。

(3)兔耳耷拉，表示家兔饮水不足，这时需及时给家兔补充水分，否则会影响实验结果。

(4)时刻注意家兔呼吸频率的变化。家兔呼吸急促并伴有鸣声，表示家兔呼吸系统有问题，气管插管时应注意清理气管，并在不需要呼吸频率数据的时段打开"Y"形管软管，使呼吸通畅。

(5)当血压降低时，可能是失血过多，应及时补充生理盐水。

☞ **思考题**

1. 使用乌拉坦麻醉家兔时，可通过耳缘静脉给药，也可通过腹腔给药，两种方式各有何特点？

2. 如何确保动脉插管固定稳妥？

第四部分　细胞形态学基本实验技术

第11章　普通光学显微镜的结构及使用方法

实验目的

熟知光学显微镜的构造和各种部件的性能及保护要点；
熟练操作低倍镜到高倍镜和油镜的标本观察；
知晓几种特殊显微镜的用途。

实验原理与操作

一、原理

显微镜(Microscope)是生物学和医学中常用仪器，结构较复杂，种类也较多，大致可分为普通光学显微镜和特殊光学显微镜(包括荧光显微镜、相差显微镜、暗视野显微镜、干涉显微镜、偏光显微镜等)两类，其用途各异。目前有一种序列显微镜带有许多配件，根据需要更换配件，可实现显微摄影等多种用途。医学和生物学实验中最常用的是普通光学显微镜，本实验重点介绍其构造和使用方法，其他几种显微镜作为附录简要介绍。

下面以 Olympus CX-23 型为例，介绍显微镜的构造。

显微镜由机械部分和光学部分构成。如图 10.1 所示。

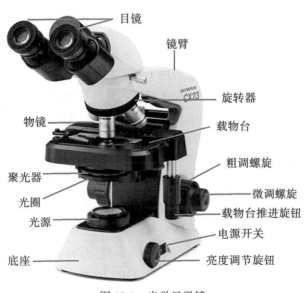

图 10-1　光学显微镜

（一）机械部分

（1）镜座：位于镜体底部，用以支持和稳定整个镜体。

（2）镜臂：是镜座上方的弯曲部分，拿取移动显微镜时应握此臂。

（3）镜筒：在镜臂的上方，呈倾斜的金属圆筒，上端装有目镜，下端与镜臂连接处有活动关节，可使镜筒转动。

（4）转换器：装在镜筒的下端，呈圆盘状，可以自由旋转，上有 4 个物镜孔，用以装置不同倍数的物镜。将转换器转动时，可使所需要的物镜转到玻片标本的上方。

（5）载物台：为方形平台，用以放置要观察的标本。载物台中央有一椭圆形的通光孔，让光线通过。平台可以上下移动，便于调节焦距，平台上装有推动器，用以固定和移动标本。在推动器的一侧（或在载物台下方的左或右内侧）有两个可移动玻片的螺旋，其中一个是使标本左右移动，另一个是使标本前后移动。在推动器的左右两方装有坐标游动尺，用来记录物像的位置。

（6）调节器：在镜臂下方的两侧有两种大小重合的圆形螺旋，为调节焦距之用。大螺旋叫做粗调节器，能使载物台上下移动（注意螺旋的转动方向与载物台升降的关系），其调节范围较大，转动时可使载物台大距离和较快速度的升降，使物像迅速收入视野，它适于低倍镜使用；小螺旋叫做细调节器，在粗调节器的外侧，其调节范围较小，转动时可使镜台缓慢地升降，一般不易被察觉，小螺旋用来调节物像的清晰度。细调节螺旋的外侧刻有标度（0~140 格）每格表示 $1\mu m$ 的上下距离。一般细调节器大约可转 15 转，其移动范围约 2mm；右边粗调节器的内侧有一窄环，称为粗调限位调节环凸柄，当用粗调螺旋调准焦距后向上推紧该柄，可使粗调螺旋限位，此时镜台不能继续上升，但细调螺旋仍可调节。

（二）光学部分

（1）目镜：插在镜筒上端，一般备有放大率为 5 倍（5×）、10 倍（10×）、15 倍（15×）等几种。使用时可以更换需要的倍数，但常用 10 倍较为适宜，无需经常调换。在目镜内常装有一根与半径等长的指针，用以指示标本物像的具体位置。

（2）物镜：装在转换器的物镜孔内，是使物体成像并放大的主要部件。其放大倍数有 4 倍（4×）、10 倍（10×）、40 倍（40×）和 100 倍（100×）等 4 个镜头。镜头上刻有 4/0.1、10/0.25、40/0.65、100/1.25 等标号，表示放大倍数/数值孔径（镜口率 N.A）。数值孔径可反映该镜头的分辨力的大小，数字越大，分辨力越高。还有一个标号是 160/0.17，其中，160 为镜筒长度，0.17 为要求盖玻片的厚度（单位都是 mm）。4 倍镜头为放大镜，10 倍镜头为低倍镜，其放大的倍数低，观察的视野大，它们的工作距离（即当物像调节清晰时，物镜镜面与玻片之间的距离）较大。40 倍镜头称为高倍镜，视野较小，放大倍数较大，易看清物像的内部结构，其工作距离较小。100 倍镜头称为油镜，需要把镜头浸在香柏油内才能看到物像，可使物像放得更大更清楚，其工作距离最小。

（三）照明部分

照明部分装在镜台下方，包括光源、集光器。

（1）光源：LED 照明，经过通光孔照明标本，亮度调节旋钮可调节光线强弱。

（2）集光器（聚光器）位于镜台下方的集光器架上，由聚光镜和光圈组成，其作用是把光线集中到所要观察的标本上。

①聚光镜：由一片或数片透镜组成，起汇聚光线的作用，加强对标本的照明，并使光线射入物镜内，镜柱旁有一调节螺旋，转动它可升降聚光器，以调节视野中光亮度的强弱。

②光圈（虹彩光圈）：在聚光镜下方，由十几张金属薄片组成，其外侧伸出一柄，推动它，可调节其开孔的大小，以调节光量。

二、实验材料

光学显微镜、香柏油、二甲苯、擦镜纸、文字装片、鼠尾血涂片。

三、操作步骤

（一）安置显微镜

用右手握住镜臂，左手托住镜座，从镜箱内取出显微镜，放置在实验台上，镜座要与桌台边缘相距 15~20cm 为宜。

（二）对光

转动粗调节器，使载物台下降，再转动转换器，将低倍镜对准载物台的通光孔（注意：镜头对准时可发出"咔"的声音或感触到阻力），上升聚光器，打开光圈，调节光源亮度，使视野内光线明暗适中。

（三）观察标本

先低倍，再高倍。

（1）放置标本：取一玻片标本放在镜台上，使有盖玻片的一面朝上，切不可放反，用推片器弹簧夹夹住，然后旋转推片器螺旋，将所要观察的部位调到通光孔的正中。

（2）调节焦距：以左手按逆时针方向转动粗调节器，使镜台缓慢地上升至物镜距标本片约 5mm 处，应注意在上升镜台时，切勿在目镜上观察。一定要从右侧看着镜台上升，以免上升过多，造成镜头或标本片损坏。然后，两眼同时睁开从目镜观察，根据眼距调节目镜双筒的距离形成融合视野。左手顺时针方向缓慢转动粗调节器，使镜台缓慢下降，直到视野中出现清晰的物像为止。如果物像不在视野中心，可调节推片器将其调到中心（注意移动玻片的方向与视野物像移动的方向是相反的）。如果视野内的亮度不合适，可通过升降集光器的位置或开闭光圈的大小来调节，如果在调节焦距时，镜台下降已超过工作距离（>5.40mm）而未见到物像，则说明此次操作失败，应重新操作，切不可心急而盲目地上升镜台。

（3）在低倍镜下把需进一步观察的部位调到中心，同时把物像调节到最清晰的程度，再进行高倍镜的观察。

（4）转动转换器，调换高倍镜头，转换高倍镜时，转动速度要慢，并从侧面进行观察（防止高倍镜头碰撞玻片），如高倍镜头碰到玻片，说明低倍镜的焦距没有调好，应重新操作。

（5）转换好高倍镜后，通过目镜观察，此时一般能见到一个不太清楚的物像，可将细调节器的螺旋逆时针移动0.5～1圈，即可获得清晰的物像（切勿用粗调节器）。视野的亮度不合适，可用集光器和光圈加以调节，需要更换玻片标本时，必须顺时针（切勿转错方向）转动粗调节器使镜台下降，方可取下玻片标本。

（6）有些标本用高倍镜还达不到观察的目的，需要再放大才能看清楚，可转换100/1.25的油镜，油镜的使用方法是：

①按上述步骤用低倍镜和高倍镜看清物像后，将观察目标移到视野的中央。

②将聚光器上升到最高位置，移开高倍镜加一滴香柏油在需要观察的部位上。

③一边从侧面注视一边转换油镜头使之浸在油中。转动细调节器（切不可转动粗调节器），便可看到清晰的物像。

④观察完毕后，将载物台下降，移开镜头，取一小片擦镜纸沾一滴镜头清洁液，将镜头上的油擦净，再用另一小片干的擦镜纸将镜头上的清洁液擦净。取下玻片，如果是加盖玻片的标本，可用擦镜纸将油擦净，未加盖片的标本切不可用擦镜纸擦，可以把二甲苯滴在玻片上将油洗去晾干后，放入标本盒内，或者把观察完后的标本不经上述处理，直接放入标本盒内。

四、注意事项

（1）拿取显微镜时动作要轻，必须右手握镜臂，左手托镜座，不可歪斜或摆动，防止碰撞和跌落零件。

（2）显微镜零件不可随意拆卸，使用时如发现缺损，应即时报告。

（3）擦拭镜头一定要用擦镜纸，不可用手指、硬纸、手帕或其他物品擦拭，以免损坏镜头。

（4）载物台要保持清洁，切忌水、酸、酒精、油和其他药品污染、侵蚀载物台和镜头。

（5）观察时应两眼同时睁开，调节目镜距离形成融合视野，养成用一只手调节大小螺旋，用另一只手调节标本推动器的习惯。

（6）实验完毕后，下降载物台，移开镜头，取下标本，将显微镜擦拭干净，关闭光圈，下降聚光器，将显微镜归还至镜柜。

五、实验报告

归纳总结显微镜正确使用方法和操作注意事项。

第12章 细胞与组织的基本形态学观察

实验目的

熟练进行细胞涂片、皮下组织铺片的制作;

光学显微镜下观察人口腔黏膜上皮细胞、小鼠血细胞基本形态,并观察细胞外基质成分胶原纤维和弹性纤维。

实验原理与操作

一、原理

细胞涂片和组织铺片是临床检测和实验室研究常用的形态学标本,根据实验检测目的采用特殊的组织化学显色方法,对组织、细胞的成分显色,可通过显微镜观察进行定位、定性、定量分析。

二、实验材料

器材:光学显微镜、镊子、染色架、载玻片、盖玻片、牙签。

试剂:95%乙醇,无水乙醇,苏木素,伊红染液,1%盐酸酒精,醛复红染液,瑞氏-吉姆萨染色试剂盒。

三、操作步骤

(一)口腔黏膜上皮细胞形态学观察

(1)取牙签在口腔两颊表面刮取口腔细胞,弃去第一次刮取的细胞,用第二次刮取的健康细胞在洁净的载玻片上轻轻涂上一层。

(2)将涂片空气干燥后,放入95%的乙醇中,固定至少5~10min。

(3)苏木素染液染色2~5min,用自来水洗。

(4)1%盐酸酒精分色5s,用自来水洗。

(5)伊红染液染色半分钟用自来水洗,晾干。

(6)95%乙醇分色5s,晾干后,镜下观察。

(二)鼠尾血涂片制作及观察

(1)制作血涂片:酒精棉球擦拭鼠尾,剪去尾尖,滴一滴血于洁净载玻片一端。取一块边缘光滑的载片做推片，将其一端置于血滴前方，向后移动到接触血滴，使血液均匀分散在推片与载片的接触处。推片与载片呈 30°～40°角，向另一端平稳地推出。涂片推好后，迅速在空气中摇，使之自然干燥。

（2）95%乙醇固定 10min，晾干。

（3）将瑞氏-吉姆萨染色试剂盒 A 液滴在血膜上，至染液淹没全部血膜，染色 1min。

（4）加 2～3 倍 B 液与 A 液充分混合，染色 3～10min。

（5）用自来水将染液冲洗干净，用吸水纸吸干，自然干燥后，镜下观察。

（三）皮下组织铺片制作及染色观察

（1）铺片酒精棉球消毒小鼠腹部，沿腹部中线剪开皮肤，镊子夹取皮下组织，用针头平铺于洁净载玻片

（2）95%乙醇固定铺片 5～10min，晾干。

（3）醛复红染液孵育 45min（镜检）。

（4）无水乙醇 I 漂洗 2s。

（5）伊红染液孵育 30s。

（6）无水乙醇 II 漂洗 2s。

（7）晾干，中性树胶封片，镜下观察。

四、实验报告

（1）绘制口腔黏膜上皮细胞光镜结构，结合组织学理论分析口腔黏膜上皮细胞功能。

（2）绘制小鼠各种血细胞光镜结构。

（3）绘制结缔组织细胞与纤维结构关系图。

第13章　细胞的功能状态检测与观察

实验一　细胞骨架的显示与观察

实验目的

熟知动植物细胞骨架结构特征及其制备技术。

熟悉考马斯亮蓝 R250 对动植物细胞骨架染色的方法。

实验原理与操作

一、原理

细胞骨架(cytoskeleton)是指细胞质中纵横交错的纤维网格结构，安组成成分和形态结构的不同，可分为微管、微丝和中间纤维。它们除了对细胞形态的维持、细胞的生长、运动、分裂、分化和物质运输等起重要作用外，还参与许多重要的生命活动，例如，在细胞分裂(cell pision)中细胞骨架牵引染色体分离，在细胞物质运输中，各类小泡和细胞器可沿着细胞骨架定向转运；在肌肉细胞中，细胞骨架和它的结合蛋白组成动力系统；白细胞(白血球)的迁移、精子的游动、神经细胞轴突和树突的伸展等方面，都与细胞骨架有关。另外，在植物细胞中，细胞骨架指导细胞壁(cell wall)的合成。

细胞骨架在通常固定条件下不稳定，如低温、高压、酸处理等。当采用适当的手段，如 M-缓冲液洗涤细胞，则可以提高细胞骨架的稳定性，戊二醛在室温下固定能较好地保存细胞骨架的成分，另外，Triton X-100 处理能抽取掉一部分杂蛋白，可使骨架成分显现得更加清晰，考马斯亮蓝 R250 显示各种骨架蛋白。

二、实验材料

器材：洋葱鳞茎若干、光学显微镜、50mL 烧杯、玻璃滴管、载玻片、盖玻片、镊子、水浴锅。

试剂：

(1)0.01mol/L PBS(pH6.8)。

(2)M 缓冲液(pH7.2)各成分终浓度为：咪唑 50mmol/L，KCl 50mmol/L，$MgCl_2$ 0.5mmol/L，EGTA 1mmol/L，EDTA-Na_2 0.1mmol/L，DTT 1mmol/L。

(3)1%的 Triton X-100：Triton X-100 1mL，M-缓冲液 99mL。

（4）0.2%考马斯亮蓝 R250 染液。

三、操作步骤

（1）取材：取洋葱鳞茎内表皮 2~3mm 置于滴有 pH6.8 磷酸缓冲液（PBS）的载玻片上，使其充分润湿。

（2）去除 PBS 缓冲液，滴加 2~3 滴 1%Triton X-100 处理洋葱表皮，可水浴加热至 37℃。

（3）去除 1%Triton X-100，用 M-缓冲液洗漂洗洋葱表皮。

（4）去除 M-缓冲液，用 3%戊二醛固定 30~60min。

（5）去除戊二醛，用 pH6.8 磷酸缓冲液漂洗洋葱表皮。

（6）去除 PBS，用 0.2%考马斯亮蓝 R250 染色 20~30min（可根据室温及湿度调整显色时间）。

（7）制片：用蒸馏水冲洗 1~2 次，展平置于载玻片上，加盖玻片。

镜下观察：可见到规则排列的长方形洋葱表皮细胞轮廓，细胞内可见到被染成蓝色的粗细不等的分枝状结构，即细胞骨架。

四、实验报告

绘制洋葱表皮细胞骨架图。

实验二 细胞中 DNA 和 RNA 的显示

实验目的

熟知显示细胞内 DNA 和 RNA 的方法。
熟悉细胞内 DNA 和 RNA 的分布位置。

实验原理与操作

一、原理

核酸是细胞中的酸性物质，碱性染料派洛宁和甲基绿与核酸具有亲和力。两种染料的混合液处理细胞，可使细胞中的 DNA 和 RNA 呈现出不同的颜色，这种颜色上的差异由 DNA 和 RNA 聚合程度的不同所引起，甲基绿分子上有两个相对的正电荷，它与聚合程度较高的 DNA 分子有较强的亲和力，可使 DNA 分子染成蓝绿色；而派洛宁分子中仅一个正电荷，可与低聚分子 RNA 相结合使其染成红色。

二、实验材料

器材：光学显微镜、剪刀、镊子、载玻片、盖玻片、染色缸、染色架。
实验动物：牛蛙。

试剂：

(1)0.2mol/L 醋酸缓冲液：用 2mL 注射器抽取 1.2mL 冰乙酸加至 98.8mL 蒸馏水中，混匀；再称取醋酸钠(NaAc·3H$_2$O)2.7g 溶于 100mL 蒸馏水中，使用时按 2∶3 的比例混合两液即成。

(2)2%甲基绿染液：称取 2.0g 去杂质甲基绿粉溶于 100mL 0.2mol/L 的醋酸缓冲液中即成。

(3)1%派洛宁染液：称取 1g 派洛宁溶于 100mL 0.2mol/L 的醋酸缓冲液中混匀。

(4)甲基绿-派洛宁混合染液：将 2%的甲基绿液和 1%的派洛宁液以 5∶2 的比例混合均匀即可。

(5)95%乙醇。

三、操作步骤

(1)制备牛蛙血涂片：取活牛蛙一只，用剪刀剪去后肢，将血滴在干净、干燥载玻片的右端，再用另一载玻片推片(以 30°~45°角均匀推开，使血涂片成为较薄的血膜)，制备血涂片一张，置室温下晾干备用。

(2)固定：将晾干的血涂片浸入 95%乙醇中固定 5~10min，取出后在室温下晾干。

(3)将血涂片平放在染色架上，滴加甲基绿-派洛宁混合液，染色 20min。

(4)用自来水冲洗标本片，并用吸水纸吸去玻片上多余的水分，但不要吸得过干。

(5)分化：将血涂片浸入纯丙酮中约 2s，取出晾干。

(6)观察：光镜下可见细胞质呈红色，细胞核呈蓝绿色。

四、实验报告

(1)简述 DNA 和 RNA 的染色原理。

(2)绘图：蛙红细胞 DNA、RNA。

实验三　细胞酸性蛋白和碱性蛋白的显示和观察

实验目的

熟知细胞内酸性蛋白及碱性蛋白的检测原理并熟练对其进行检测。

观察酸性蛋白及碱性蛋白在细胞中存在的部位及形态特征。

实验原理与操作

一、原理

细胞中不同蛋白质携带的碱性基团的数目相差很大，故不同蛋白质在一定的 pH 值条件下所携带的电荷也不相同。人们将生理情况下细胞中带负电荷多的蛋白质称为酸性蛋白(含有较多羧基，等电点偏向酸性)，而将带正电荷多的蛋白质称为碱性蛋白(含有较多氨基，等电点偏向碱性）。在本实验中，先用三氯醋酸将牛蛙红细胞中的核酸抽提掉，再用不同 pH 值的固绿染液分别处理标本，可显示细胞内的酸性蛋白和碱性蛋白。

二、实验材料

器材：显微镜、剪刀、镊子、载玻片、染色缸、注射器、水浴锅。

实验动物：牛蛙。

试剂：

(1)5%三氯醋酸液：称取 5.0g 三氯醋酸溶于 100mL 蒸馏水中。

(2)95%乙醇。

(3)0.1%酸性固绿染液(pH2.2)：称取 0.2g 固绿溶于 100mL 蒸馏水中，制成 0.2% 的固绿水溶液，再取比重为 1.19 的盐酸 1.1mL 加入到 98.9mL 蒸馏水中混匀，使用时，将 0.2%的固绿溶液和盐酸稀释液以 1∶1 混合均匀即可。

(4)0.1%碱性固绿溶液(pH8.0~8.5)：先配 0.2%的固绿水溶液(同上)，再称取 50mg 碳酸钠溶于 100mL 蒸馏水中制成 0.05%的碳酸钠溶液，使用时，将两种溶液以 1∶1 混合即可。

三、操作步骤

(1)制备牛蛙血涂片：取活牛蛙一只，用剪刀剪去后肢，将血滴在干净、干燥载玻片的右端，再用另一载玻片推片(以 30°~45°角均匀推开，使血涂片成为较薄的血膜)，制备血涂片 2 张，置室温下晾干备用。

(2)固定：将晾干的血涂片浸入 95%乙醇中固定 5~10min，取出后在室温下晾干。

(3)抽提核酸：将已固定过的血涂片浸入预热至 90℃的 5%的三氯醋酸溶液中处理 15min，取出后用自来水反复冲洗干净(3min 以上)，以除去片上残留的三氯醋酸，该步是实验成败的关键。

(4)用滤纸吸干玻片上的水分或将玻片用力甩两下后晾干。

(5)染色：将一张玻片放入 0.1%的酸性固绿溶液中处理 5~10min；另一张玻片放入 0.1%的碱性固绿溶液中处理 30~45min，取出后用自来水冲洗，晾干。

(6)观察：光镜下可见经酸性固绿处理过的牛蛙红细胞的细胞质被染成绿色；经碱性固绿处理的标本中，只有细胞核的染色质部分被染成绿色。

四、实验报告

分析酸性固绿和碱性固绿对蛙血细胞染色效果及显色原理。

第 14 章　巴氏小体的制备与观察

实验目的

熟知有丝分裂间期细胞核中性染色质形态特征。

制备口腔表皮细胞涂片样品并观察 X 染色质形态。

知晓 X 染色质的临床意义。

实验原理与操作

一、原理

X 染色质，亦称 Barr 小体，目前认为在哺乳类动物中，正常雌性个体有两条 X 染色体。在间期细胞核中，只有一条 X 染色体活化，另一条固缩，固缩状态的 X 染色质能被碱性染料所深染，位于细胞核膜侧内，呈三角形或半月形小体。在雄性个体中，性染色体为 XY 型，一般无固缩状态的 X 染色质，故检查不出，由实验统计得出，在雌性动物中，X 染色质检出率为 56%~87%，雄性动物中为 2%~6%。性染色质的位置大部分紧贴核膜，其形态常呈三角形、馒头形、少部分游离于核内呈圆形或椭圆形，贴核膜的则是性染色质的侧面形态。

二、实验材料

牙签、载玻片、盖玻片、水浴锅、无水乙醇、硫堇染液、1mol/L 盐酸。

硫堇紫缓冲液的配制如下：

（1）将硫堇紫染料加入 50% 乙醇中，使达饱和即可；

（2）缓冲液：醋酸钠 0.914g，巴比妥钠 14.714g，溶解于 500mL 蒸馏水；

（3）取 28mL 缓冲液加到 32mL 的 0.1mol/L HCl 液中，再加（1）液至总体积达到 100mL。

三、操作步骤

（1）用牙签在口腔两颊内表面刮取口腔表皮细胞，弃去第一次刮取的细胞，再在口腔内表面轻轻刮取一次，获得深层的上皮细胞。将刮下的细胞涂在清洁的载玻片上。将从男女口腔中取得口腔黏膜细胞，分别制成标本各 1~2 张。

（2）不让涂片干燥，立即在 95% 酒精中固定 5~10min，空气干燥。

（3）将固定好的标本浸入 1mol/L 盐酸溶液中进行水解 20 分钟（37℃），蒸馏水冲洗，硫堇缓冲液中室温孵育 20min。

（4）蒸馏水冲洗，封片，镜下观察。

（5）观察：将标本置于低倍镜下，找到口腔上皮细胞，换高倍镜。慢慢移动玻片，寻找有无紧贴在细胞核内侧缘较致密而且染色较深的 X 染色质（若细胞皱褶或重叠多，X 染色质难以分辨）。找到后，再换油镜仔细观察。为避免与核仁或其他核质凝聚物等混淆，凡位于核中间的浓染小体可略而不计。确定 X 染色质的标准是：位于核膜内侧缘并为核内唯一浓染色、轮廓清楚的小体。

四、实验报告

寻找 X 染色质阳性细胞，并画出图像；试比较男性与女性标本中细胞 X 染色质阳性率差异。

第15章　小鼠骨髓细胞染色体的制备与观察

实验目的

熟练制备小鼠骨髓细胞染色体标本，观察小鼠染色体的形态并计数。

实验原理与操作

一、原理

由于骨髓细胞的有丝分裂指数比较高，故可以直接得到处于分裂中期的细胞，而不必像血淋巴细胞或其他组织那样要经过体外培养。骨髓的中期细胞分裂相主要来自成红细胞系统，也来自各种骨髓母细胞，单核细胞和淋巴细胞分裂相比较少见。但在染色体制片上无法区别上述来源。利用骨髓细胞制备染色体标本比较简便，而且一般不需无菌操作，在临床上多用于白血病的研究。利用该法制备的染色体标本可反映动物机体内真实情况，易于观察毒性物质在动物体内对细胞和染色体的影响。为了提高骨髓细胞有丝分裂的指数，可在实验前往动物体内注射酵母葡萄糖溶液。另外，为了能获得较多的处于中期的分裂相，在取材前一般应往动物腹腔中注射破坏纺锤丝的药物秋水仙素。这些方法对于动物的核型分析是非常有用的。

二、实验材料

器材：显微镜、离心机、1mL 注射器、6 号针头、10mL 刻度离心管、试管架、天平、手术剪、镊子、50mL 量筒、10mL 量筒、玻璃吸管、橡皮吸头、染色架、酒精灯、预冷载玻片。

实验动物：25g 左右的小白鼠。

试剂：1mg/1mL 秋水仙素、Giemsa 染液、0.85%生理盐水、0.075mol/L 氯化钾、甲醇、冰乙酸、pH7.2 磷酸缓冲液(PBS)。

三、操作步骤

(1)前处理：小鼠的腹腔内注射秋水仙素(注射剂量按每克体重8.4μg 计算)，注射后10~12h 取材。

(2)取股骨：用颈椎脱臼法处死小鼠，立即用剪刀剪掉大腿上的皮肤和肌肉，暴露股骨及其两端相连的髋关节和膝关节。然后从股骨两端关节头处剪下股骨，用卫生纸擦净股骨上残余的肌肉和血液。

（3）收集骨髓细胞：剪掉股骨两端膨大的关节头，暴露出骨髓腔，用吸有适量生理盐水的注射器从股骨一端插入注射针头，将骨髓冲入 10mL 刻度离心管内，可反复冲洗数次，直至股骨变白为止。此时离心管中的细胞悬液可达 6~8mL，将离心管平衡后放入离心机以 1000rpm 离心 8min。

（4）低渗处理：吸弃上清液，留沉淀物，加入 6~8mL 0.075mol/L 氯化钾低渗液（低渗液需先置 37℃ 水浴箱内预温），用吸管将细胞团吹打均匀，置 37℃ 水浴箱内低渗处理 15min。

（5）预固定：低渗处理完成后，立即加入 1mL 新配制的固定液，混匀后以 1000rpm 离心 8min。

（6）固定：吸弃上清液，加入固定液 6~8mL（甲醇：冰乙酸=3：1），用吸管吹打混匀静置 15min。然后以 1000rpm 离心 8min，吸去上清液。

（7）重复步骤（6）。

（8）制备细胞悬液：吸弃上清液后，视离心管底细胞沉淀量的多少而加入 3~8 滴固定液，用吸管轻轻吹打成细胞悬液。

（9）滴片：吸取细胞悬液滴到预冷的载玻片上，每片滴 2~3 滴，然后立即对准玻片吹一口气，使细胞悬液散开，并迅速将玻片在酒精灯火焰上来回过几次，以助染色体分散。

（10）染色：将制备好并晾干的染色体标本片放在染色架上，用吸管吸取 Giemsa 染液（用 1mL 原液加 9mL pH7.2 PBS 混合而成，现配现用）1~2mL 滴到玻片上并使之铺展开，染色 5~10min，用自来水轻轻冲去染液，晾干待镜检。

四、实验报告

绘制小鼠染色体有丝分裂中期油镜图像，计数染色体。

第16章 组织学基本实验技术

实验目的

知晓小鼠的基本内脏解剖结构，并熟悉病理组织学实验标本取材方法。

熟悉常用病理组织切片技术的基本实验方法及应用。

熟练操作石蜡组织切片，熟知其操作注意事项。

实验原理与操作

新鲜的人体组织或动物组织质地柔软，组织的不同部位折光率和透光度不一致，不便于直接在显微镜下观察显微结构。新鲜组织可直接低温冷冻制成组织块，或经过固定、脱水、透明、浸蜡等一系列处理后，采用石蜡作为包埋介质，制成坚硬的石蜡组织块。坚硬的组织块能被切片机制成组织薄片，再经不同显色方法染色后，可以在普通光学显微镜下清晰观察生物组织的微细结构。

一、实验动物取材及固定

（一）实验材料

实验动物：昆明小鼠。

实验器械：手术剪、镊子、眼科剪、眼科镊、20mL注射器、穿刺针。

试剂：0.1mol/LPBS、4%多聚甲醛、20%乌拉坦。

（二）实验步骤

灌注固定：

（1）一支针管吸满1×PBS，另一支吸4%多聚甲醛(4℃)，搁置待用。

（2）按1mg/kg体重给小鼠进行腹腔注射20%乌拉坦麻醉，待小鼠昏迷后，将其背朝下放平，小心剖开胸腔，防止过多出血，切开肋骨，剪去横膈膜，暴露心脏。

（3）将吸有1×PBS的注射器针头从心尖刺入左心室，固定针头；将右心房剪开一个缺口用于释放灌洗液。持续缓慢将1×PBS灌入心脏（见图14-1），如灌流正常，则血供丰富的器官(如肝脏，脾脏和肾脏等)颜色逐渐由暗红转呈粉红色。

（4）当小鼠体内血液大量从右心房缺口释放出，拔去1×PBS的注射器针管，将吸有20mL 4%多聚甲醛的针管插入灌注针头，并将多聚甲醛缓慢灌流入小鼠体内。

（5）灌流后，剖下小鼠器官或组织，放入盛有4%多聚甲醛的容器中，置于4℃保存。

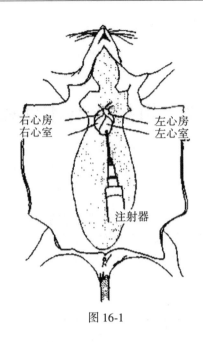

右心房
右心室

左心房
左心室

注射器

图 16-1

二、病理组织学切片制作

(一)冰冻切片

冰冻切片是免疫组织化学染色中最常用的一种切片方法，其最突出的优点是能够较完好地保存多种抗原的免疫活性，尤其是对细胞表面抗原，更应采用冰冻切片。新鲜的组织及已固定的组织均可作冰冻切片。冰冻时，组织中水分易形成冰晶，往往影响抗原定位。一般认为冰晶少而大时，影响较小，冰晶小而多时，对组织结构损害较大，在含水量较多的组织中上述现象更易发生。冰晶的大小与其生长速率成正比，而与成核率(形成速率)成反比，即冰晶形成的数量越多越小，对组织结构影响越严重。因此，应尽量降低冰晶的数量。Fish 认为，冰冻开始时，冰晶成核率较慢，以后逐渐增加，其临界温度为-33℃，从-30℃降至-43℃之间，成核率急剧增加，然后再减慢。基于上述理论，可采取以下措施减少冰晶的形成：

(1)速冻，使组织温度骤降，缩短从-33℃至-43℃的时间，减少冰晶的形成。其方法有二：①干冰-丙酮(酒精)法：将 150~200mL 丙酮(酒精)装入小保温杯内，逐渐加入干冰，直至饱和呈黏稠状，再加干冰不再冒泡时，温度可达-70℃。②液氮法。将组织块平放于软塑瓶盖或特制小盒内(直径约 2cm)，加 OCT 包埋剂浸没组织，然后将特制小盒缓缓平放入盛有干冰-丙酮或液氮的小杯内，当盒底部接触干冰-丙酮或液氮时即开始气化沸腾，此时小盒保持原位切勿浸入液体中，10~20s 组织即迅速冰结成块。取出组织冰块立即置入-80℃冰箱贮存备用，或置入恒冷箱切片机冰冻切片。

(2)将组织置于 20%~30% 蔗糖溶液 1~3 天，利用高渗吸收组织中水分，减少组织含水量。影响冰冻切片的因素较多，选择好的冰冻切片机是保证切片质量的关键。恒冷冰冻切片机(cryastat)是较理想的冰冻切片机,其基本结构是将切片机置于-30℃低温密闭室内,切片时不受外界温度和环境影响,可连续切薄片至2~4μm,完全能满足免疫组织化学标记要求。切片时,室内温度以-15~-18℃为宜,温度过低,则组织易破碎,防卷板的位置及角度要适当,载玻片附贴组织切片,切勿上下移动。

制备好的冰冻切片如不染色,必须吹干,贮存于低温冰箱内,或进行短暂预固定后贮存于冰箱冷冻保存。

(二)石蜡切片

石蜡切片的优点是组织结构保存良好,在病理和回顾性研究中有较大的实用价值,能切连续薄片,组织结构清晰,抗原定位准确。用于免疫组化技术的石蜡切片制备与常规制片略有不同:①脱水、透明等过程应在4℃下进行,以尽量减少组织抗原的损失;②组织块大小应限于2cm×1.5cm×0.5cm,使组织充分脱水、透明、浸蜡;③浸蜡、包埋过程中,石蜡应保持在60℃以下,以熔点低的软蜡最好(即低温石蜡包埋)。以上全过程为18~24h,也可在室温内使用自动脱水机代替。如组织块小,直径小于0.5cm,也可用快速石蜡包埋切片,全过程只需4h左右。

石蜡切片为常规制片技术,切片机多为轮转式,切片厚度2~7μm,应用范围广,不影响抗体的穿透性,染色均匀一致。由于甲醛固定、有机熔剂和包埋剂对组抗原有一定的损害及遮蔽,使抗原特征发生改变,经蛋白酶消化,可以改善光镜免疫组化染色强度,常用的有胰蛋白酶、链霉蛋白酶及胃蛋白酶等消化法。石蜡切片应入37℃恒温箱过夜,这样烤片可减少染色中脱片现象。切片如需长期贮存,可存放于4℃冰箱内备用。

石蜡切片优点较多,但在制片过程中要经过乙醇、二甲苯等有机溶剂处理,组织内抗原活性失去较多,采用冷冻干燥包埋法(freeze drying embedding methed),可以保存组织内可溶性物质,防止蛋白变性和酶的失活,从而减少抗原的丢失。该方法将新鲜组织低温速冻,利用冷冻干燥机(freezing dryer)在真空、低温条件下排除组织内水分,然后用甲醛蒸气固定干燥的组织,最后将组织浸蜡、包埋、切片。此法可用于免疫荧光标记、免疫酶标记及放射自显影。

(1)国内外常规使用的石蜡切片机有两种机型:轮转式石蜡切片机和平推式石蜡切片机(轨道式),可根据不同的情况及使用的习惯来确定使用的机型。轮转式石蜡切片机操作便利,替换蜡块快速,可制作连续切片,尤其便于制作教学片。

(2)恒温烘烤箱

(3)小镊子、小驼毛笔、切片刀或一次性刀片、玻片等。小镊子最好选用眼科用的弯小镊子,这对于夹取微薄的切片较有用,用大镊子很容易弄破切片。选用的毛笔以驼毛笔为好,因为这种笔柔软,不易弄破切片。切片刀最好选用一次性刀片,如果刀片出现缺口,可另更换刀口。

(三)石蜡切片制作过程及注意事项

1. 固定和取材

组织切片的固定剂主要为甲醛和乙醇,固定剂可与蛋白质交联结合,使之变性,组织硬化、结构固定，此外，其本身的变性物质可与染料结合，增强着色能力。同时，固定交联和沉淀蛋白质、脂肪、糖、酶等细胞内物质成分，产生不同的折光率，使得光学显微镜下易于更清晰地观察组织细胞的微细结构。

(1)减少或去除组织切片中甲醛颗粒。甲醛饱和液偏酸，影响细胞核的染色，特别是放置较久后，易析出沉积在组织切片中，呈细小的黑褐色或黄黑色颗粒物，影响观察。以甲醛饱和液和 pH7.2 的 PBS 缓冲液配制的 10%中性甲醛固定液(体积比为 1∶9)应用最普遍，效果也相对较好，可以减少和消除甲醛颗粒。如果现场无法配制 PBS 缓冲液，可在固定溶液中加入一些普通白粉笔，使溶液呈中性或弱碱性。甲醛颗粒易于出现在血液和血浆分布区，以及自然腐败较重的组织，可作为组织出血和血浆渗出指示剂。

(2)防止组织固定不良。固定液过浓或过稀释，渗透组织的能力就差，组织固定不均匀，出现中央区组织固定不良。不仅取材时组织软硬不均，切面不平整，影响切片时修平组织观察面，而且组织固定不良，还会影响脱水、浸蜡、染色等效果。一般固定液与检材体积比为 1∶10 左右为宜，器官组织完全浸泡于固定液中，固定时间 3~7 天。自溶腐败严重组织检材固定时间应适当延长几天，或增加固定液中甲醛浓度(可按 1∶8 比例配制)。环境寒冷时，应适当增加固定液浓度。固定液每天浸透组织 2~3mm，为快速完全固定组织检材，脑、肝、肺、心、肾、脾等较大器官均应切开后再固定。全脑应线绳悬吊固定(普通病理检验，先正中矢状切开胼胝体后固定，可加速全脑固定)，心脏应常规切开各房室腔，肺和肾应分别从最大外缘向肺门和肾门正中切一刀，肝、脾常规平行长轴切成 2~3cm 厚片，再予固定。

(3)避免组织切片厚薄不均和不规则腔隙。取材一般在解剖之后进行，取材时要刀快手稳，切面平整，厚度为 3~5mm，避免组织块厚薄不均、观察面不平整，检材组织块大小应略小于所选用的盖玻片 1~2mm，以便封胶完全。组织块固定后，应用流动自来水充分冲洗 12h 以上，尽量洗掉和稀释残留的甲醛溶质和颗粒。

2. 脱水、透明、浸蜡和包埋

(1)脱水和透明。乙醇为常用脱水剂，它既能与水相混合，又能与透明剂相混。为了减少组织材料的急剧收缩，应使用从低浓度到高浓度递增的顺序进行，通常从 50%或 70%乙醇开始，再经 80%、95%直至无水乙醇，每次时间为一至数小时，如不能及时进行各级脱水，材料可以放在 70%酒精中保存，因高浓度酒精易使组织收缩硬化，不宜处理过久。正丁醇、叔丁醇、丙酮等也可作为脱水剂。

脱水后的组织中有乙醇渗透，但乙醇不能与石蜡相溶，还需用能与乙醇和石蜡相溶的化学试剂作为媒介，替换出组织内的乙醇。常用的媒浸液试剂有二甲苯、苯、氯仿、正丁醇等，均是石蜡的溶剂。生物组织在这类媒浸液中浸透后，折光率增大，出现透明状态，此类试剂即称透明剂，透明剂浸渍过程称透明。透明剂的浸渍时间则要根据组织材料块大小及属于囊腔抑或实质器官而定。如果透明时间过短，则透明不彻底，石蜡难以浸入组织；透明时间过长，则组织硬化变脆，就不易切出完整切片。

(2)浸蜡。第一缸石蜡中加入少量二甲苯或低熔点软蜡，最后一缸浸蜡和包埋的石蜡的熔点要相同，否则组织与石蜡不能紧密结合，摊片时组织易解离。浸蜡的时间不宜过长，否则易造成组织块脆硬，切片碎裂。

（3）包埋。包埋的石蜡应预先溶解一段时间，以保证石蜡密度均匀。应根据不同的季节调整包埋蜡的熔点，冬季用 56~58℃ 低熔点蜡，夏秋季用 60~62℃ 高熔点蜡。包埋时，蜡缸温度不超过 70℃，防止石蜡挥发，污染环境。

3. 切片、摊片、烤片

（1）切片。环境温度高时，切片前，可将蜡块放入冰箱冷藏柜预冷 30min。刚包埋好的热蜡块不能立刻冷冻，速冷会造成蜡块裂痕，组织块易碎。在刀架上放置组织蜡块时，应注意组织块包埋方向、组织层次等，使纤维和肌肉走向与切片刀刃平行，较难切的组织部分应放在上面，如皮肤表皮、包膜、胃肠道浆膜等，以减少组织断裂现象。操作切片机时应用力均匀，避免用力过重。脱钙的组织、骨髓以及钙化组织，应选用固定刀口，以减少刀刃过多的缺口。用毛笔展片时，要防止笔丝进入刀口，以免增加刀刃缺口。为了减少刀片损耗，修片时用旧刀片，切片时用新刀片，保持新刀片刃锋利、不粘蜡，避免切片皱褶和刀痕。刀刃有缺口时，切片出现豁口，刀刃钝时，切片皱褶、易碎，应及时更换刀口位置或刀片。蜡块夹不紧或刀片变钝时，易跳刀，应重新调整夹板或更换刀片。切片时，动作要轻柔，用力均匀，避免切片厚薄不均。每切一个蜡块都应该把切片刀和刀架的碎片清理干净，避免组织间的相互污染。如遇难切的蜡片，可用与蜡块切面大小相仿的薄纸潮湿后贴于蜡块表面上切片，然后将附有切片的一面朝上放入水中漂片。切片不完整、皱缩或卷片，可能是因为刀不快或切片角度不对，一旦调准最佳切片角度和磨刀角度（传统的大切片刀）后，便不要随意改变。

（2）摊片。切片机上连续切片后将其展片先置于冷水中，然后用载玻片捞起置于温水中摊片。摊片的水温一般为 40~45℃。摊片时动作要匀速轻柔，避免皱褶和产生气泡。水温过高时，切片易离散。出现小气泡时，可用眼科镊尖端在水下小心地移除气泡，以减少脱片和组织破损的机会。室温低时，捞片时将载玻片放入水中片刻，防止切片褶皱而导致脱片。

（3）烤片

烤片温度应为 60℃ 左右，烤片时间不少于 30min。若温度过高和时间太长，则组织易干固、皱缩，折光增强。

三、常规病理组织学染色方法：HE 染色

组织细胞中易于被碱性或酸性染料着色的性质称为嗜碱性（basophilia）和嗜酸性（acidophilia）；而对碱性染料和酸性染料亲和力都比较弱的现象称为中性（neutrophilia）。经碱性染料苏木素染色后，经盐酸酒精分化和弱碱性溶液处理后，细胞核着清楚的深蓝色；再利用酸性染料伊红染胞浆，使胞浆的各种不同成分又呈现出深浅不同的粉红色。各种组织或细胞成分与病变的一般形态结构特点均可显示出来。

（一）实验材料

石蜡切片、盖玻片、染色架、二甲苯、无水乙醇、95%乙醇、80%乙醇、1%盐酸酒精、苏木素染液、伊红染液、中性树胶。

（二）实验步骤

（1）鼠肝脏组织石蜡切片经二甲苯脱蜡，下行梯度酒精处理，自来水漂洗。

（2）苏木素染液孵育 5min，自来水漂洗数分钟；

（3）1%盐酸酒精分色数秒，自来水漂洗数分钟；

（4）置于伊红染液孵育 1min，自来水漂洗数分钟；

（5）95%乙醇漂洗 2min，无水乙醇漂洗 2min；

（6）玻片晾干，封片剂封固。

实验报告

1. 石蜡组织块及石蜡切片制作的基本步骤。
2. HE 染色原理及显色结果。

第五部分　微生物学基本实验操作技术

第 17 章　常用细菌基础培养基的配制

实验目的

熟知微生物学实验常用培养基的制备方法。
知晓培养基的种类。

实验原理与操作

一、实验原理

营养物质是细菌生长繁殖的必备条件，充足的营养物质可以为细菌的新陈代谢及生长繁殖提供必需的原料和充足的能量。培养基是根据微生物的营养类型，按培养目的由人工方法配置而成的，专供微生物生长繁殖使用的混合营养物质。培养基含有水分、氮源、碳源、无机盐和一些微生物必要的生长因子等营养物质，有适宜的 pH 值、渗透压等。按照营养成分和用途分为基础培养基、增菌培养基、选择培养基、鉴别培养基、厌氧培养基等；按物理性状分为液体、固体、半固体培养基。配制固体和半固体培养基时，需要在配好的液体培养基中加入不同剂量的凝固剂，琼脂是最常用的凝固剂。琼脂是从石花菜中提取的半乳糖胶，在培养基中不具营养意义，仅起赋形剂的作用，熔点为 98℃，低于 45℃则凝固成凝胶。

二、实验材料

（1）试剂：牛肉浸膏、蛋白胨、NaCl、琼脂、0.1mol/L 的 NaOH 溶液。
（2）器材：全自动高压灭菌器、250mL 三角烧瓶、台秤、量筒、9cm 平皿、吸管、pH 计或 pH 试纸、试管、玻璃棒、生物安全柜或者无菌操作台。

三、操作步骤

（一）称量药品

用台秤称取牛肉浸膏 0.5g、蛋白胨 1g、NaCl 1g，并置于三角烧瓶中。液体培养基中不添加琼脂，半固体培养基中加入 0.3~0.5g 琼脂，固体培养基中加入 1.5g 琼脂。

（二）溶解

往三角烧瓶中加入 80mL 去离子水，用玻璃棒搅拌使之溶解，补足水至 100mL。

（三）调节 pH 值

滴加 0.1mol/L NaOH 溶液调 pH 值至 7.6~7.8。用 pH 试纸或 pH 计测定 pH 值。

（四）包扎标记

装有培养基的三角烧瓶加上棉塞，再包上一层防潮纸，用棉绳系好。在包装纸上标明培养基名称、制备组别或姓名、日期等。

（五）灭菌

将培养基置于高压灭菌器中，普通培养基为 103.4kPa 或 121℃，20min，以保证灭菌效果和不损伤培养基的有效成分。

（六）分装

待灭菌器温度显示在 55~60℃时取出培养基置于无菌生物安全柜或者超净工作台。分装时注意不要使培养基沾染在管口或瓶口，以免浸湿棉塞，引起污染。液体分装高度以试管高度的 1/4 左右为宜。固体分装高度为管高的 1/5，半固体分装试管一般以试管高度的 1/3 为宜；分装三角瓶，其装量以不超过三角瓶容积的一半为宜（也可以提前分装，然后灭菌）。倒平板时应迅速倾倒培养基，每块平板 15~20mL，盖上皿盖，轻轻移晃平板，使培养基均匀平铺皿底。

第18章 无菌接种技术

熟知无菌接种技术的操作方法及应用。

熟练进行细菌纯种的分离。

实验原理与操作

一、原理

细菌在自然界中分布广泛,种类繁多,许多临床标本(痰、便、脓汁及病灶等)中往往混杂有多种细菌。为了对特定的细菌进行研究或者鉴定,必须从混杂的材料中分离纯化出所需的细菌,以获得某种单一细菌的培养物,这种技术称为细菌的分离培养技术。常用的细菌接种方法有平板划线接种法、斜面接种法、液体接种法、穿刺接种法等。在细菌接种过程中必须注意无菌操作,以避免外界的细菌等微生物污染培养基或培养的细菌污染外界环境。

二、材料

(1)培养基:固体琼脂平板、固体琼脂斜面、半固体琼脂和液体培养基。

(2)菌种:葡萄球菌和大肠杆菌 18~24h 混合培养液、葡萄球菌 18~24h 培养物、大肠杆菌 18~24h 培养物。

(3)其他:接种针、接种环、红外灭菌器、37℃恒温培养箱、记号笔、标签纸、生物安全柜等。

三、操作步骤

(一)平板划线接种法

本法要求通过划线将标本中混杂的细菌在平板表面分散开,并在其生长繁殖形成菌落。以达到分离培养的目的。整个实验操作在生物安全柜内进行,红外灭菌器代替酒精灯使用。

(1)做标记:用记号笔在待接种平板背面上三分之一的位置注明检测标本名称(或者细菌名称)、接种日期、接种人姓名等信息。

(2)取混合菌液:右手将接种环进行灭菌处理,蘸取少许葡萄球菌和大肠杆菌混合液。

（3）分区划线：左手拿平板略开盖，将标本涂于平板表面之一侧边缘，运用腕力作连续划线（但不要重叠，切勿划破琼脂），约占平板面积 1/4。先旋转平板 70~90 度，将接种环高温灭菌，冷却后通过第一次划线取 2~3 次。同样连续划线又占平板面积约1/4。重复上述操作，划完整个平板。（如图 18-1 所示）

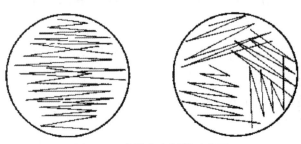

图 18-1　连续分离划线示意图

（4）恒温培养：将平板倒放于 37℃ 恒温培养箱内，18~24h，观察各菌落情况。

（二）试管斜面接种

斜面接种是从已生长好的斜面上挑取少量葡萄球菌移植至另一支新鲜斜面培养基上的一种接种方法。整个操作过程均在生物安全柜内进行。

（1）做标记：接种前，在试管用记号笔注明菌名、接种日期、接种人姓名等。标记在距试管口 2~3cm 的位置。

（2）手持试管：将菌种和待接斜面的两支试管用大拇指和其他四指握在左手中，使中指位于两试管之间部位。斜面面向操作者，并使它们位于水平位置。

（3）旋松管塞：先用右手松动棉塞或塑料管盖，以便接种时拔出。

（4）取接种环：右手拿接种环（如握钢笔一样），在红外灭菌器内将环端灼烧灭菌。然后将有可能伸入试管的其余部分均灼烧灭菌，重复此操作一次。

（5）拔管塞：用右手的无名指、小指和手掌边先后取下菌种管和待接试管的管塞，然后让试管口缓缓靠近红外灭菌器口灭菌（切勿烧得过烫）。

（6）接种环冷却：将灼烧过的接种环伸入菌种管，先使环接触没有长菌的培养基部分，使其冷却。

（7）取菌：待接种环冷却后，轻轻沾取少量菌苔，然后将接种环移出菌种管，注意不要使接种环的部分碰到管壁。取出后不可使带菌接种环通过火焰。

（8）接种：在火焰旁迅速将沾有菌种的接种环伸入另一支待接斜面试管。从斜面培养基的底部向上部作"Z"形来回密集划线，切勿划破培养基。有时也可用接种针仅在斜面培养基的中央拉一条直线作斜面接种，直线接种可观察不同菌种的生长特点。

（9）恒温培养，将斜面试管放置在 37℃ 恒温培养箱内，18~24h，观察菌落情况。

（三）试管半固体接种

左手持半固体培养基，右手持接种针，灭菌冷却后，挑取大肠杆菌，垂直刺入半固体中心，至近管底部，然后沿穿刺线退出。塞回棉塞，接种针重新灭菌。接种完毕，于37℃培养 18~24h，观察生长情况。

（四）液体接种

灭菌接种环取大肠杆菌培养物少许。无菌操作将沾有细菌的接种环伸入肉汤管中，将环上细菌轻轻研磨于接近液面的管壁上，然后将试管稍倾斜，使细菌混于液体中即可，37℃ 200rpm 摇床培养 18~24h，观察生长情况。

四、结果观察

固体平板上生长圆形、光滑、边缘整齐的黄色葡萄球菌菌落和表面略微扁平、呈无色半透明的大肠杆菌菌落；固体斜面琼脂上长满黄色菌苔；半固体培养基中出现扩散生长现象，有穿刺线向四周扩散，呈羽毛状或云雾状浑浊生长，穿刺线模糊不清，整个培养基呈浑浊状；液体培养基变浑浊，液面少许白色菌膜。

第19章　常用细菌染色技术

细菌个体微小，普通光学显微镜下不易直接观察，故常用染色技术使细菌细胞着色，包括细菌单染技术、细菌的革兰氏染色技术、细菌的芽胞染色技术、细菌的荚膜染色技术和细菌的鞭毛染色技术。

实验目的

熟知细菌常规染色技术及原理。

镜下观察细菌的基本结构特点。

实验一　细菌的单染技术

实验原理与操作

一、原理

简单染色通常只用一种染色剂，使细菌整个细胞染上颜色，但看不清结构。所以只便于检查细菌的形态、大小和排列方式等。

单染色即用单纯的一种染料进行染色，多数采用美蓝、结晶紫或石碳酸复红等碱性染料。此法仅能显示细胞的外部形态，而不能辨别其内部结构。染色前，必须将细胞固定，其目的是杀死细菌，并使它黏附在载玻片上。此外，还可以增加菌体对染料的亲和力。常用的有加热和化学固定两种方法。无论用哪种方法，都应尽量使细菌维持原有的形态，防止细胞膨胀或收缩。

二、材料

（1）标本：白喉棒状杆菌 18~24h 培养物。

（2）染液：碱性美蓝染液。

（3）其他：载玻片、接种环、生理盐水、吸水纸、香柏油、二甲苯、红外灭菌器、擦镜纸、普通光学显微镜、生物安全柜等。

三、操作步骤

（1）涂片：取一片干净无油载玻片，用灼烧后的接种环取生理盐水滴在玻片上，然后用灼烧后冷却的接种环以无菌操作方法取少许培养好的细菌，放在载玻片的水滴中涂匀。

注意菌量不宜过多，否则不易看清单个菌体。

（2）固定：待室温自然干燥后即可进行固定，固定不仅可以杀死微生物、固定细胞结构，而且可使菌体蛋白质变性，黏度增加，帮助菌体更牢固地黏附在载玻片上，防止标本在染色过程中被水冲洗掉。将玻片在红外灭菌器口（或酒精灯外焰）上通过 3~4 次，并不时以载玻片背面触及皮肤，以不觉过烫为宜，防止冷却即可。

（3）染色：在标本片上滴加碱性美蓝染液 1~2 滴，染色 1~2min，流水冲洗，用吸水纸吸去玻片表面水分。

（4）镜检：首先在低倍镜下找到物像，然后在涂膜中央滴一滴香柏油，换成油镜观察菌种的形态和排列。

（5）清洁油镜镜头：先用干净的擦镜纸擦拭镜头 2~3 次，再换另一张擦镜纸蘸取少许二甲苯以除去残留的香柏油，最后用擦镜纸擦干。擦镜头时应顺着镜头直径方向擦，不要沿着圆周方向擦。

四、结果观察

油镜下观察，白喉棒状杆菌菌体呈淡蓝色，异染颗粒呈深蓝色。

实验二　细菌的革兰氏染色

实验原理与操作

一、原理

革兰氏染色法是细菌学中广泛使用的一种重要的鉴别染色法，于 1884 年由丹麦医师 Gram 创立。细菌先经碱性染料结晶紫染色，再经碘液媒染（以增加染料与细胞的亲和力）后，用酒精或丙酮脱色，再用复染色剂染色。不被脱色而保持原颜色的为革兰纸阳性菌（G+）；被脱色后又被染上复染剂的颜色的为革兰氏阴性菌（G-）。此法可将细菌分为两大类。也有一些菌种革兰氏染色是可变的。

革兰氏染色的原理主要是利用两类细菌的细胞壁成分和结构不同。革兰氏阴性菌的细胞壁中含有较多的类脂质，而肽聚糖的含量较少。当用乙醇或丙酮脱色时，类脂质被溶解，增加了细胞壁的通透性，使初染后的结晶紫和碘的复合物易于渗出，结果细胞被脱色，经复染后，又染上复染液的颜色；而革兰氏阳性菌细胞壁中肽聚糖的含量多且交联度大，类脂质含量少，经乙醇或丙酮洗脱后，肽聚糖层的孔径变小，通透性降低，因此细胞仍保留初染时的颜色。

二、材料

（1）标本：葡萄球菌、大肠杆菌 18~24h 培养物。

（2）染液：结晶紫、卢戈碘液、95% 乙醇、稀释石碳酸复红染液。

（3）其他：生理盐水、载玻片、接种环、红外接种器、香柏油、二甲苯、擦镜纸、吸水纸、普通光学显微镜、生物安全柜等。

三、操作步骤

(1)涂片：取清洁载玻片1张，用灼烧后的接种环按无菌操作法取灭菌生理盐水置载玻片中央。接种环灭菌冷却后，挑取单个菌落，与生理盐水混匀，涂布成直径1cm大小的均匀薄膜涂片。待菌膜室温自然干燥后，通过红外灭菌器口(2~3s)，以杀死细菌并使之固定于玻片上。

(2)染色：

①初染：滴加结晶紫染液覆盖菌膜，室温孵育10s，自来水洗，甩干水分；

②媒染：滴加碘液，室温孵育10s，自来水冲洗，甩干水分；

③脱色：滴加95%脱色液孵育10~20s，自来水冲洗，甩干水分；

④复染：滴加石碳酸复红溶液复染10s，自来水冲洗，甩干水分。

(3)镜检：吸水纸吸去多余水分，或将标本置于空气中直接晾干，待标本干燥后，在标本上滴加一滴香柏油，油镜下观察结果。

四、结果观察

油镜下观察到球形、中等大小、染成紫色、葡萄串样排列的球菌为葡萄球菌，杆状、中等大小、染成红色、分散排列的杆菌为大肠杆菌。

实验三　细菌抗酸染色

实验原理与操作

一、原理

分枝杆菌属中的细菌(如结核分枝杆菌、麻风分枝杆菌等)由于胞质中含有大量脂质，故一般染色法不易着色，须经加温和延长着色时间以促进其着色。一旦着色后，可抵抗盐酸乙醇的脱色作用，所以称为抗酸染色法。目前最常用的是齐尔-尼尔森(Ziehl-Neelsen)抗酸染色方法。抗酸染色法能将细菌分为两大类，即抗酸菌和非抗酸菌。抗酸菌种类较少，大多数细菌均为非抗酸菌，临床上仅在怀疑为抗酸菌时使用抗酸染色法，一般不作为常规检查。

二、材料

(1)标本：处理过的疑似肺结核患者的晨痰。

(2)染液：石碳酸复红染液、3%盐酸乙醇脱色液、碱性亚甲蓝染液等。

(3)其他：载玻片、接种环、香柏油、二甲苯、红外灭菌器、擦镜纸、吸水纸、普通光学显微镜、生物安全柜等。

三、操作步骤

（1）涂片：用接种环蘸取少量痰标本涂于洁净载玻片中央均匀涂成 2cm×2.5cm 大小的痰膜，室温下自然干燥，手持玻片快速来回通过红外灭菌器口 3~5 次完成固定。

（2）染色：

①初染：滴加 3~5 滴石碳酸复红染液于涂膜上，徐徐加热至有蒸汽出现，维持 10min。加热过程中，注意切勿使染液沸腾，若染液因蒸发而减少，要及时补充石碳酸复红染液，避免干涸。待载玻片冷却后，流水洗去多余染液。

②脱色：滴加 3% 盐酸乙醇脱色液，轻轻晃动玻片，直至无红色染液流下为宜，一般需 1~2min，流水冲洗多余脱色液。

③复染：滴加碱性亚甲蓝液复染 1min，流水轻轻洗净复染液。

（3）镜检：吸水纸吸去多余水分，或将标本置于空气中直接晾干，待标本干燥后，在标本上滴加一滴香柏油，显微镜油镜镜头下观察结果。

四、结果观察

油镜下观察到染成红色、菌体弯曲、有分支生长趋势或聚集成堆的结核分枝杆菌，非抗酸菌及标本中其他细胞等则被染成蓝色。

附录一　教学实验室安全规则及行为准则

安 全 规 则

1. 教学实验室有安全准入制度，学生应该先在院系的组织下通过设备处的线上安全考试，然后才有资格进入实验室学习。

2. 学生进入医学实验室学习应穿工作服或白大褂。白大褂可以起到防护的作用，避免酸碱试剂或腐蚀性试剂的飞溅直接损伤皮肤，并减少静电产生。

3. 学生进入实验室时不允许穿拖鞋，因为裸露的脚（趾）缺少防护，有被锐器割伤或液体飞溅的风险。

4. 女生进入实验室时不应该化妆，因为如果出现安全事故，可能会造成错误的判断；留长发者应束扎长发，避免长发卷入机械设备的事故发生。

行 为 准 则

1. 应当对实验内容进行基本的预习，了解本次课程的内容和注意事项。

2. 对实验使用的试剂有所了解，了解腐蚀性试剂、有毒试剂、强氧化性试剂等会有哪些安全风险，从而避免事故的发生。

3. 实验室中的仪器使用时应该遵循说明书操作，或等教师详细解释后经许可再操作；否则因错误使用而导致仪器损坏可能会被要求赔偿（学校有专门的赔偿制度）。

4. 动物实验可能使用手术刀片、注射器，产生锐器废弃物，以及血液和动物尸体等废弃物；微生物实验和分子生物学实验可能有生物安全风险。应该明确实验产生的废液、废气或固体废弃物应该如何处理。如有疑问，可向教师请教正确操作方法。

5. 保持实验室的安静、整洁，严禁饮食。

6. 在细胞培养室培养细胞，要保持清洁，防止污染；如需要用到二氧化碳钢瓶，应了解钢瓶的使用安全规程。

7. 实验完毕后，整理好实验室，关好仪器设备和水、电、门、窗。

8. 出现实验室安全突发事故，如触电、火灾、刀片或锐器损伤、老鼠咬伤等，应该及时通知老师正确处置。

附录二 生化与分子生物学实验报告书写要求

实验过程中注意观察并记录实验现象，实验结束后应及时整理和总结实验结果，写出实验报告。实验报告内容包括：

1. 标题：包括实验名称、实验时间、实验室名称、实验组号、实验者及同组者姓名。
2. 实验目的：总结实验目的要求语言精练、简短。
3. 实验原理：应简明扼要，不要完全照抄实验指导书。
4. 操作步骤：可以采用流程图的方式或自行设计的表格来表达。
5. 实验结果：对实验中观察到的现象客观描述。对实验所得原始数据进行整理、分析，得出相应的结论。尽量使用图表法清楚明了地表示实验结果。
6. 讨论：包括对实验结果及观察现象的小结、对实验中遇到的问题和思考题的探讨，以及对实验的改进意见等。

附录三　常用缓冲液和试剂的配制

（一）0.1mol/L 磷酸钠缓冲液（25℃）

pH	1mol/L Na$_2$HPO$_4$(mL)	1mol/L NaH$_2$PO$_4$(mL)
5.8	7.9	92.1
6.0	12.0	88.0
6.2	17.8	82.2
6.4	25.5	74.5
6.6	35.2	64.8
6.8	46.3	53.7
7.0	57.7	42.3
7.2	68.4	31.6
7.4	77.4	22.6
7.6	84.5	15.5
7.8	89.6	10.4
8.0	93.2	6.8

注：用蒸馏水将混合的两种 1mol/L 贮存液稀释至 1L。

（二）磷酸氢二钠-磷酸二氢钾缓冲液（1/15mol/L）

pH	Na$_2$HPO$_4$(mL)	KH$_2$PO$_4$(mL)	pH	Na$_2$HPO$_4$(mL)	KH$_2$PO$_4$(mL)
4.92	0.10	9.90	7.17	7.00	3.00
5.29	0.50	9.50	7.38	8.00	2.00
5.91	1.00	9.00	7.73	9.00	1.00
6.24	2.00	8.00	8.04	9.50	0.50
6.47	3.00	7.00	8.34	9.75	0.25
6.64	4.00	6.00	8.67	9.90	0.10
6.81	5.00	5.00	8.18	10.00	0
6.98	6.00	4.00			

注：Na$_2$HPO$_4$·2H$_2$O 分子量=178.05；1/15mol/L 溶液为 11.876g/L；

KH$_2$PO$_4$分子量=136.09；1/15mol/L 溶液为 9.087g/L。

（三）0.1mol/L Tris-Cl

根据下表，向 100mL 0.1mol/L Tris 碱（三羟甲基氨基甲烷）溶液中加入适量的 0.1mol/L HCl，获得所需 pH 值的 Tris 溶液。

Tris 溶液 pH（25℃）	加入 0.1mol/L HCl（mL）	Tris 溶液 pH（25℃）	加入 0.1mol/L HCl（mL）
7.2	89.4	8.1	52.4
7.3	86.8	8.2	45.8
7.4	84.0	8.3	39.8
7.5	80.6	8.4	34.4
7.6	77.0	8.5	29.4
7.7	73.2	8.6	24.8
7.8	69.0	8.7	20.6
7.9	64.0	8.8	17.0
8.0	58.4	8.9	14.0

注：Tris-Cl 的 pH 值受温度影响较大，变化的幅度约为 0.028pH/1℃，因此必须在所用的温度下调节 pH 值。由于 Tris 的 PKa 为 8.08，当缓冲液的 pH 值低于 7.2 或高于 9.0 时，不能用 Tris 作缓冲体系。应使溶液冷至室温后，方可最后调定 pH 值。加水定容至 1L。分装后高压蒸汽灭菌。

（四）巴比妥钠-HCl 缓冲液

pH	0.04mol/L 巴比妥钠溶液（mL）	0.2mol/L HCl（mL）
6.8	100	18.4
7.0	100	17.8
7.2	100	16.7
7.4	100	15.3
7.6	100	13.4
7.8	100	11.47
8.0	100	9.39
8.2	100	7.21
8.4	100	5.21
8.6	100	3.82
8.8	100	2.52
9.0	100	1.65
9.2	100	1.13
9.4	100	0.70
9.6	100	0.35

（五）甘氨酸-盐酸缓冲液（0.05mol/L）

*X*mL 0.2mol/L 甘氨酸溶液+*Y*mL 0.2mol/L 盐酸，加蒸馏水稀释至 200mL。

pH	X（mL）	Y（mL）	pH	X（mL）	Y（mL）
2.2	50	44.0	3.0	50	11.4.
2.4	50	32.4	3.2	50	8.2
2.6	50	24.2	3.4	50	6.4
2.8	50	16.8	3.6	50	5.0

（六）碳酸钠-碳酸氢钠缓冲液（0.1mol/L，pH9.2~10.8）

0.1mol/L Na_2CO_3（含 $Na_2CO_3 \cdot 10H_2O$ 28.62g/L）；0.1mol/L $NaHCO_3$（含 $NaHCO_3$ 8.40g/L）；有 Ca^{2+}、Mg^{2+} 时不得使用。

pH		0.1mol/L Na_2CO_3（mL）	0.1mol/L $NaHCO_3$（mL）	pH		0.1mol/L Na_2CO_3（mL）	0.1mol/L $NaHCO_3$（mL）
20℃	37℃			20℃	37℃		
9.2	8.8	10	90	10.1	9.9	60	40
9.4	9.1	20	80	10.3	10.1	70	30
9.5	9.4	30	70	10.5	10.3	80	20
9.8	9.5	40	60	10.8	10.6	90	10
9.9	9.7	50	50				

（七）柠檬酸-柠檬酸钠缓冲液（0.1mol/L，pH3.0~6.2）

0.1mol/L 柠檬酸（含柠檬酸·H_2O 21.01g/L）；0.1mol/L 柠檬酸钠（含柠檬酸钠·$2H_2O$ 29.41g/L）。

pH	0.1mol/L 柠檬酸（mL）	0.1mol/L 柠檬酸钠（mL）	pH	0.1mol/L 柠檬酸（mL）	0.1mol/L 柠檬酸钠（mL）
3.0	18.6	1.4	4.8	9.2	10.8
3.2	17.2	2.8	5.0	8.2	11.8
3.4	16.0	4.0	5.2	7.3	12.7
3.6	14.9	5.1	5.4	6.4	13.6
3.8	14.0	6.0	5.6	5.5	14.5
4.0	13.1	6.9	5.8	4.7	15.3
4.2	12.3	7.7	6.0	3.8	16.2
4.4	11.4	8.6	6.2	2.8	17.2
4.6	10.3	9.7	6.4	2.0	18.0

（八）30%丙烯酰胺

将29g丙烯酰胺和1g N，N′-亚甲双丙烯酰胺溶于60mL水中。加热至37℃溶解，补加水至终体积100mL。用Nalgene滤器(0.45μm孔径)过滤除菌，查证该溶液的pH值应不大于7.0，置棕色瓶中保存于室温。

（九）溶菌酶（10mg/mL）

使用前，用10mmol/L Tris-Cl(pH8.0)即刻溶解溶菌酶，配制成10mg/mL浓度的贮存液。配制时要准确Tris的pH值，如果溶液的pH值低于8.0，则溶菌酶不能发挥有效的活性。

（十）无DNA酶的胰RNase（10mg/mL）

将RNase A溶于10mmol/L Tris-Cl (pH7.5)，150mmol/L NaCl配成10mg/mL，100℃加热15min。使DNase灭活，缓慢冷却后分装成小份保存于−20℃。

（十一）磷酸缓冲盐溶液（PBS）（pH7.4）

137mmol/L NaCl，2.7mmol/L KCl，10mmol/L Na_2HPO_4，2mmol/L KH_2PO_4。

用800mL ddH$_2$O溶解8g NaCl、0.2g KCl、1.44g Na_2HPO_4和0.24g KH_2PO_4。HCl调pH值至7.4，加水至1L。分装后，于15 lbf/in^{2}高压蒸汽灭菌20min，或过滤除菌，于室温保存。

（十二）TE缓冲液（pH7.4，7.5或8.0）

10mmol/L Tris-Cl(pH7.4，7.5或8.0)；1mmol/L EDTA(pH8.0)。
分装后，在15lbf/in^{2}高压蒸汽灭菌20min。

（十三）0.5mol/L EDTA（pH8.0）

在ddH$_2$O约800mL中加EDTANa$_2$·2H$_2$O 186.1g，边搅拌边加入NaOH固体调节pH值，EDTA钠盐直到pH值接近8.0时才充分溶解(大约需NaOH 20g)，加水至1L。分装后，于15lbf/in^{2}高压蒸汽灭菌20min。

（十四）TBE电泳缓冲液

89mmol/L Tris碱，89mmol/L硼酸，2mmol/L EDTA(pH8.0)。
5×贮存液：54g Tris碱，27.5g硼酸，20mL 0.5mol/L EDTA (pH8.0)，加H$_2$O至1L。

（十五）5×MOPS缓冲液

0.1mol/L 3-(N-玛琳代)丙磺酸（MOPS）(pH7.0)，40mmol/L NaAc，5mmol/L EDTA(pH8.0)。
20.6g MOPS溶于800mL经用DEPC处理的50mmol/L NaAc中，用2mol/L NaOH调

pH 值至 7.0，加 10mL 0.5mol/L EDTA(pH8.0)，再加 ddH$_2$O 定容至 1L。用 0.2μm 微孔滤膜过滤除菌，室温避光保存，或高压消毒灭菌(高压或光照后变淡黄色，对其效用影响不大)。

(十六)10% SDS(十二烷基硫酸钠)

称 SDS 10g，溶于 80mL 水中，68℃助溶，加数滴 1mol HCl 调 pH 值至 7.2，定容到 100mL，室温存放，如出现混浊，可在 37℃保温溶化后使用。

(十七)6×凝胶上样缓冲液

Ⅰ型：0.25%溴酚蓝，0.25%二甲苯青 FF，40%(W/V)蔗糖溶于 H$_2$O 中，于 4℃贮存。

Ⅲ型：0.25%溴酚蓝，0.25%二甲苯青 FF，30%甘油溶于 H$_2$O 中，于 4℃贮存。

Ⅳ型：0.25%溴酚蓝，40%(W/V)蔗糖溶于 H$_2$O 中，于 4℃贮存。

(十八)甲醛凝胶加样缓冲液

50%甘油，1mmol/L EDTA (pH8.0)，0.25%溴酚蓝，0.25%二甲苯青 FF。

经 DEPC 处理后高压灭菌。

(十九)2×SDS-PAGE 加样缓冲液

100mmol/L Tris-C1(pH8.0)，100mmol/L DTT，4% SDS，0.2%溴酚蓝，20%甘油。

主要参考文献

[1]汪长华,刘永明.病理生理学实验教程[M].武汉:湖北科学技术出版社,2002.

[2]喻红,彭芳芳.医学生物化学与分子生物学实验技术[M].武汉:武汉大学出版社,2003.

[3]汪晖.药理学实验[M].武汉:湖北科学技术出版社,2007.

[4]喻红,何春燕.医学生物化学实验指导[M].武汉:湖北科学技术出版社,2010.

[5]苑辉卿.医学细胞分子生物学实验[M].北京:科学出版社,2013.

[6]罗桐秀.生物学实验教程[M].北京:北京大学医学出版社,2014.

[7]刘婷,廉洁.医学微形态学实验[M].北京:科学出版社,2015.

[8]李婉宜,陈建平.病原生物学实验指导[M].北京:人民卫生出版社,2016.

[9]胡环忠.医学机能学实验教程[M].北京:科学出版社,2016.

[10]彭碧文,张先荣.英汉对照·医学生理学实验指导[M].武汉:武汉大学出版社,2018.

[11]龚永生.医学机能学实验[M].北京:高等教育出版社,2019.

[12]李凌,吕立夏.生物化学实验指导[M].北京:人民卫生出版社,2020.

[13]韩骅,高国全.医学分子生物学实验技术[M].北京:人民卫生出版社,2020.

[14]李凌,喻红.生物化学实验指导[M].郑州:郑州大学出版社,2021.